ESSAI HISTORIQUE ET CRITIQUE

SUR

L'HÉMOSTASE CHIRURGICALE

PAR

Le Docteur M. STOUFF,

Lauréat de la Faculté de médecine de Nancy (1877).
Médecin stagiaire au Val-de-Grâce

> L'art n'a fait que copier la nature dans les moyens qu'il emploie pour arrêter les hémorrhagies.
>
> MORAND.

PARIS
A. PARENT, IMPRIMEUR DE LA FACULTÉ DE MEDECINE
29-31, RUE MONSIEUR-LE-PRINCE, 29-31.

1879

ESSAI HISTORIQUE ET CRITIQUE

SUR

L'HÉMOSTASE CHIRURGICALE

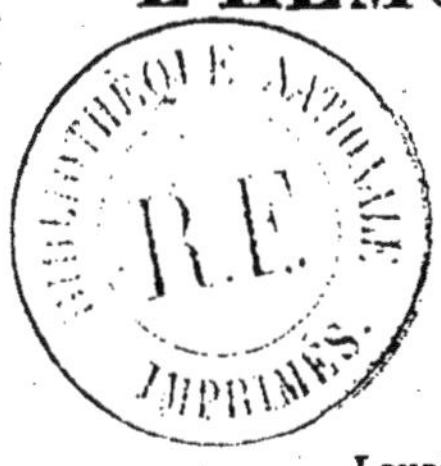

PAR

Le Docteur M. STOUFF,

Lauréat de la Faculté de médecine de Nancy (1877).

Médecin stagiaire au Val-de-Grâce

L'art n'a fait que copier la nature dans les moyens qu'il emploie pour arrêter les hémorrhagies.

MORAND.

PARIS

A. PARENT, IMPRIMEUR DE LA FACULTÉ DE MEDECINE

29-31, RUE MONSIEUR-LE-PRINCE, 29-31.

1879

A MON PRÉSIDENT DE THÈSE

M. LE PROFESSEUR VERNEUIL

Chirurgien de l'hôpital de la Pitié.

A M. LE DOCTEUR AUG. OLLIVIER

Professeur agrégé à la Faculté de médecine,

Médecin de l'hopital Necker.

ESSAI HISTORIQUE ET CRITIQUE

SUR

L'HÉMOSTASE CHIRURGICALE

INTRODUCTION

Notre intention n'était pas, en nous livrant à cette thèse inaugurale, de publier sur la question de l'hémostase une monographie complète. Outre qu'une telle entreprise eût été au-dessus de nos forces, elle nous aurait demandé un temps dont nous ne pouvions disposer. Ce que nous avons cherché, c'est de donner de l'hémostase chirurgicale une idée d'ensemble telle que nous l'avons conçue nous-même.

Cette étude se trouvait naturellement divisée en deux parties : l'une historique, l'autre critique.

Dans la première partie, sur laquelle nous nous sommes appesanti d'une façon toute spéciale, nous avons suivi à travers les siècles le développement et les perfectionnements successifs apportés à ce point de l'art de guérir. Mais cette partie embrassant un laps de temps très-considérable, nous avons cru devoir la scinder en trois périodes et l'envisager chez les anciens, au moyen âge, et chez les modernes.

Dans la seconde partie, nous avons cherché, dans la mesure de nos forces, à apprécier la valeur absolue et relative des principales méthodes d'hémostase adoptées aujourd'hui, en mettant en relief leurs avantages et leurs inconvénients. Tenant à ne pas nous écarter trop des limites qu'impose la nature même d'un travail de ce genre, nous avons dû restreindre, malgré nous, plusieurs points qu'il aurait été intéressant de développer davantage, et, par contre, en omettre d'autres qu'il eût peut-être convenu de faire entrer dans le cadre de notre sujet. Aussi, malgré les nombreuses et laborieuses recherches auxquelles nous nous sommes livré, nous ne nous dissimulons aucunement les lacunes de cet Essai.

Qu'il nous soit permis, avant d'entrer en matière, d'exprimer nos remercîments et notre gratitude à M. le professeur Verneuil, notre président de thèse, ainsi qu'à M. le professeur agrégé Aug. Ollivier, pour les précieux conseils dont ils ont bien voulu nous aider.

PREMIÈRE PARTIE

HISTORIQUE

CHAPITRE Ier

DES PROCÉDÉS HÉMOSTATIQUES CHEZ LES ANCIENS DEPUIS HIPPOCRATE JUSQU'A AVICENNE.

(460 AVANT J.-C. — 980 APRÈS J.-C.)

« Veterum autem doctrinam libenter
« sequor, quorum labores non ne-
« gligendi sunt, ut moris est nuperis
« quibusdam scriptoribus nostris. »
(MARTIN LISTER, *Exercitat. med.*)

Si loin que nous puissions remonter dans l'histoire des siècles passés, partout nous voyons les médecins et les chirurgiens juger l'hémostase digne de fixer toute leur attention et de faire appel à tous leurs efforts. Nous allons suivre pas à pas les progrès sans cesse croissants de l'hémostase, depuis son origine jusqu'à nos jours. Connaissant les tâtonnements des premiers jours, il nous sera aisé d'acquérir une idée exacte et précise de l'évolution de la médication hémostatique en général, et de chaque méthode en particulier.

Hippocrate (460-377 av. J.-C.) se montre en général très-sobre de détails en ce qui concerne la question de l'hémostase, aussi ne nous arrêterons-nous guère à son sujet. Il parle à différentes reprises de la position à donner dans les hémorrhagies et de la ligature des membres. Ainsi, nous lisons dans le IIe livre des Épidémies (1), par. 14 : « Dans les hémorrhagies qui abondent, il faut trouver la situation convenable ; en général, de déclive on la rendra élevée ; dans les saignées, les ligatures fortes arrêtent l'écoulement du sang. » Et, plus loin, VIe livre des Epidémies, par. 2 : « Moyens d'arrêter le sang des veines, lipothymie, position ; autre moyen, tampon de charpie, application de bandages. » Dans le Traité des articulations, au sujet de la gangrène des membres, Hippocrate donne le conseil suivant : « On mettra la partie dans des attitudes régulières; et ici l'attitude régulière est une position qui ne soit ni élevée ni déclive, cependant, plutôt élevée que déclive, surtout jusqu'à ce que la séparation d'avec le vif soit complète ; car c'est dans cet intervalle de temps que les hémorrhagies sont à craindre ; voilà pourquoi il vaut mieux mettre les plaies dans une position élevée que déclive. »

Voyons maintenant quels sont, à côté de ce moyen de révulsion, c'est-à-dire l'élévation du membre dans les hémorrhagies, les autres procédés préconisés par l'auteur.

(1) Œuvres complètes d'Hippocrate, traduction nouvelle avec le texte grec en regard, par E. Littré. Paris, 1839, t. IV et V.

Dans Aphor. V, par. 23, Hippocrate recommande l'emploi du froid dans les termes suivants : « Il faut user du froid dans les cas qui suivent : « Dans les hémorrhagies actuelles ou imminentes, non sur la partie même, mais autour de la partie où le sang afflue. » Et plus loin, sous une autre forme : « Réchauffer les parties qui sont très-refroidies, excepté celles où une hémorrhagie se fait ou va se faire. » Qui ne connaît sa méthode pour calmer les hémorrhagies utérines, méthode qui a été fidèlement suivie par la majeure partie des anciens praticiens? Voulez-vous arrêter les règles d'une femme? appliquez sur les mamelles une ventouse aussi grande que possible. Enfin, Hippocrate n'a pas perdu de vue les hémorrhagies nasales. Dans son VIe livre des Epidémies, par. 13, il s'exprime ainsi à leur sujet : « Les hémorrhagies nasales chez ceux qui ont le teint ou un peu jaune noir, ou jaune rouge, ou jaunâtre; après avoir laissé couler un peu le sang, épaissir d'une manière sèche; mais, chez les autres individus, il faut moins employer les épaississants. » Et ailleurs : « Quand il y a des épistaxis abondantes et fréquentes, ceux qui ont le teint pâle éprouvent quelque bien de l'administration du vin pur; pour ceux qui ont le teint coloré, il n'en est pas de même. »

En résumé, il résulte de cet exposé qu'Hippocrate opposait principalement aux hémorrhagies la compression et la révulsion, et, sous ce dernier nom, nous comprenons à la fois l'élévation du membre, le froid et les ventouses. Quelquefois, mais bien plus rarement, il avait recours au feu, ainsi qu'il ressort de plusieurs passages de ses écrits que nous avons voulu passer sous silence. Sa manière de faire, à l'égard de la révulsion, était basée sur l'imitation de la nature, qui n'agit pas d'une autre façon : « *Mulieri enim*, dit-il, *sanguinem vomenti mensibus eruptis solutio est.* » La compression s'exerçait sur les plaies au moyen d'éponges, de charpie dont il remplissait leur intérieur, en y joignant des réfrigérants et des astringents.

Passons à Celse (1) (30 av.-50 ap. J.-C.). Ici se montre un progrès majeur. Ecoutons cet auteur : « Quand l'examen a fait reconnaître qu'une blessure est susceptible d'être guérie, il faut s'occuper aussitôt de prévenir deux accidents qui pourraient devenir mortels, savoir l'hémorrhagie et l'inflammation. S'il y a lieu de redouter l'hémorrhagie (ce que l'on juge d'après le siége et l'étendue de la blessure, non moins que par la violence avec laquelle le sang se fait jour), il faut remplir la plaie de charpie sèche, recouvrir celle-ci d'une éponge imbibée d'eau froide, qu'on exprime avec la main. Si par ce moyen l'écoulement de sang n'est pas assez maîtrisé, il faut renouveler la charpie plus souvent; et s'il ne suffit pas de l'employer sèche, on la trempe dans du vinaigre. Ce liquide est un remède efficace contre l'hémorrhagie; aussi certains médecins en versent même dans la plaie. Mais, d'un autre côté, il est à craindre que le vinaigre, en resserrant trop brusquement les vaisseaux de la partie blessée, ne provoque ensuite une inflammation violente. Par cette considération, les escharotiques et les caustiques qui déterminent la formation d'une croûte doivent être rejetés, bien que pour la plupart ils arrêtent le sang; mais si, par cas, on est obligé de s'en servir, on devra choisir, parmi les substances qui ont les mêmes propriétés, celles qui ont le moins d'énergie. Si ces moyens n'arrêtent pas l'hémorrhagie, il faut saisir les vaisseaux qui donnent du sang et les lier en deux endroits dans le lieu où se trouve la blessure; puis on les coupe entre ces deux

(1) Celse. Traduction par le Dr Des Etangs. Paris, 1846, liv. V, chap. 26, par. 21, p. 142.

ligatures, afin qu'ils se resserrent et que leurs ouvertures demeurent fermées. » — « Il est certainement impossible, fait observer Briau à ce propos (1), d'indiquer avec plus de précision la grande et féconde découverte de la ligature des artères; et cependant, pour la faire arriver à produire toutes ses conséquences, il a fallu quinze siècles d'incubation et le génie d'Ambroise Paré! » Puis il continue : « Quand ce procédé n'est pas applicable, on peut en venir à la cautérisation avec le fer rouge. S'il paraît nécessaire de réprimer l'hémorrhagie provenant d'une région dépourvue de tendons ou de muscles, comme le front ou le sommet de la tête, on fera très-bien de poser des ventouses sur un point éloigné, vers lequel on détourne ainsi le cours du sang. Tels sont les moyens employés contre l'écoulement sanguin.

Voilà donc le véritable auteur de la ligature des vaisseaux, de cette découverte bienfaisante pour laquelle Celse a acquis à tout jamais la reconnaissance et l'admiration de la postérité; et c'est avec raison qu'on a proclamé qu'Ambroise Paré n'a eu que le mérite de l'inventer de nouveau, de la ressusciter en quelque sorte et d'en faire apprécier toute la valeur. De plus, Celse recommande, pour le cas où la ligature ne pourrait être employée, le cautère actuel, procédé qui, après lui, fut à peu près exclusivement mis en usage pour les surfaces amputées jusqu'à l'époque où florissait le père de la chirurgie moderne, tandis que la ligature, procédé infiniment supérieur et quasi héroïque, devait, à travers tant de siècles, demeurer méconnue et ensevelie dans un injuste oubli!

(1) Introduction à la Chirurgie de Paul d'Égine, traduit par René Briau. Paris, 1855.

Archigène d'Apamée (1) (fin du Ier siècle), qui vient immédiatement après Celse, se conforme de tout point aux préceptes de ce dernier. Dans le but de prévenir et d'arrêter l'hémorrhagie, il ne se bornait pas à des aspersions d'eau froide et à des liens servant à comprimer le membre; les vaisseaux étaient liés immédiatement, tantôt seuls, tantôt en embrassant avec une aiguille les chairs environnantes. Dans son chapitre sur les amputations, il s'exprime d'une manière très-explicite à ce sujet: « Il faut lier ou coudre les vaisseaux qui portent le sang à la partie qu'on doit amputer, et, dans quelques cas, il faut lier tout le membre et l'arroser d'eau froide; l'opération terminée, si le sang coule en abondance, les vaisseaux seuls sont cautérisés, en évitant soigneusement les nerfs. »

Galien (2) (né en 131 ap. J.C.), grâce à ses études importantes relatives aux hémorrhagies traumatiques, contribue pour une large part à l'avancement de la médication hémostatique. Il est bien plus complet que ses prédécesseurs et les dépasse dans la voie qu'ils lui ont ouverte. Cette partie des œuvres de Galien rappelle ce qu'il y a de fondamental dans les recherches modernes par rapport à l'hémostase.

« Le traitement des hémorrhagies, dit-il, doit avoir pour but d'empêcher le sang de s'écouler davantage des vaisseaux, c'est-à-dire de l'arrêter ou de fermer l'ouverture, ou bien les deux choses à la fois. Or, on l'empêche de couler davantage par la saignée, la révulsion, la dérivation et le froid, soit appliqué sur le corps tout entier, soit et surtout sur la partie blessée elle-même. Quant à fermer l'ouverture, on y parvient soit par la contraction et la réunion

(1) Archig. in graec. chirurg., édit. Cocchi. Florence, 1754, p. 156.— Traduction du candidat.

(2) Opera Galeni omnia. Editio Kühn, Lipsiæ, 1833, t. II, X et XII. — Traduction du candidat.

de ce qui était divisé, soit par l'obstruction de l'orifice. Or, le vaisseau se contracte par les astringents, les réfrigérants, la ligature, le bandage ; tandis qu'on obstrue l'orifice par le dedans, ou par le dedans et le dehors à la fois, comme lorsque le sang se fige, enfin à l'aide de la charpie, des éponges, des croûtes et des médicaments emplastiques. Comment arrêterons-nous le sang? Certes, il faut obturer ce qui s'est rompu, détourner et transférer sur un autre point du corps ce qui tend à sortir par l'ouverture... On obstrue l'orifice du vaisseau soit en laissant le sang se coaguler, soit à l'aide des médicaments qu'on y applique ; on peut y appliquer aussi les chairs elles-mêmes ou les téguments. »

Voici en peu de mots la thérapeutique que Galien opposait aux hémorrhagies liées à la gangrène : « Lorsqu'il se fait une hémorrhagie par érosion d'un lieu gangréné, j'ai remarqué qu'il était urgent de se servir ou bien des médicaments escharotiques ou bien du cautère actuel. »

Nous ne citerons que pour mémoire un moyen hémostatique dont la découverte appartient à Galien, mais qui ne paraît pas avoir été imité par la généralité des auteurs ; nous voulons parler de la section transversale du vaisseau « truncatio » qui s'applique spécialement suivant son auteur aux vaisseaux situés dans la profondeur. Il consiste, ainsi que son nom l'indique suffisamment, en une section transversale complète du vaisseau, grâce à laquelle celui-ci se rétracte des deux côtés, par suite de quoi ses orifices sont recouverts et cachés sous les chairs et la peau situées au-dessus. Ce procédé, eu égard à ses résultats aléatoires, n'a pas résisté aux injures du temps. Il est reproduit par Guy de Chauliac, A. Paré, qui l'empruntent à Galien, mais sans le conseiller eux-mêmes. En revanche, Galien parle d'un procédé hémostatique qui n'a pas subi le même sort, bien au contraire, ainsi que nous le verrons plus loin, savoir la torsion des vaisseaux que déjà avant lui Rufus d'Ephèse avait indiquée. « Præterea venane sit « an arteria, post hæc injecto unco, attollat et modice retor- « queat, » écrit Galien dans sa *Method. medendi*, lib. V, cap. 3. Enfin, terminons par les dernières recommandations de Galien : « Indépendamment de tout ce que nous avons dit des remèdes de l'hémorrhagie, il faut songer à donner à la partie blessée une position convenable ; et celle-ci sera convenable si elle remplit ces deux conditions, savoir la disparition de la douleur et l'élévation du membre ; car si, en effet, la partie blessée est déclive et le siége d'une vive douleur, non-seulement l'écoulement sanguin ne sera pas arrêté, mais même s'il n'en existe pas, il sera provoqué. C'est pourquoi, imbu de ces notions, celui qui est auprès d'un malade qui a une perte de sang émanant d'une blessure, doit mettre à l'instant son doigt sur l'orifice du vaisseau, appuyant doucement et comprimant sans faire souffrir le malade. »

Tels sont les moyens hémostatiques que Galien mettait en usage dans sa pratique ; si nous avons lu attentivement, nous aurons remarqué que pour cet auteur les conditions capables de favoriser l'hémostase, se résument, du côté du vaisseau, à trois principales, savoir : la rétraction des deux bouts du vaisseau blessé, leur contraction, le caillot.

Avant d'aborder Paul d'Égine, nous allons faire rapidement mention d'un auteur intermédiaire entre Galien et ce dernier, nous voulons parler d'Aétius d'Amida (550).

Aétius décrit sommairement dans son *Tetrabiblos*, IV, serm. 3, cap. 10, la manière d'opérer l'anévrysme survenu au pli du bras à la suite d'une saignée malheureuse. Il prescrit de découvrir l'artère brachiale environ trois ou quatre travers de doigt au-dessous de l'aisselle, de la saisir avec un crochet mousse et d'y appliquer deux ligatures, puis de la couper entre les deux liens, et de remplir la plaie avec de la fleur d'encens. Déjà, un peu auparavant, Aétius (1) (ibid., serm. 2, cap. 51) avait indiqué la torsion comme moyen d'arrêter l'hémorrhagie dans les plaies faites aux artères.

Paul d'Égine (2) (670) est à juste titre regardé comme le plus grand chirurgien de l'antiquité. Nous empruntons à son traité de chirurgie les passages qui sont à même d'intéresser notre sujet. Après avoir fait la distinction de l'anévrysme par dilatation ou anévrysme vrai d'avec l'anévrysme faux ou par rupture artérielle, suivant la coutume des anciens, Paul d'Égine s'exprime en ces termes :

« Mais si l'anévrysme provient de blessure d'artère, il faut à l'aide des doigts saisir avec la peau tout ce qu'on peut prendre de l'anévrysme ; ensuite passer une aiguille munie de deux fils au-dessous de ce qui reste ; puis couper l'anse avec des ciseaux et lier ainsi la tumeur avec les deux fils d'un côté et de l'autre, etc. » Plus loin, dans un article sur la plébotomie, il fait cette remarque : « Au reste, nous pratiquons l'évacuation sanguine non-seulement lorsque tout le corps se trouve dans un état de diathèse pléthorique, comme dit aussi Galien, mais encore à cause de la véhemence de la maladie, lors même que tout le corps est équilibré par une bonne répartition des humeurs, comme dans les hémorrhagies du nez ou de quelque autre partie, quand ce n'est pas la réplétion qui les produit ; il faut faire alors une évacuation révulsive sur les parties opposées. »

Enfin, en parlant de l'amputation des extrémités, Paul d'Égine recommande d'appliquer le cautère actuel sur les

(1) Aetii medici græci contractæ ex veteribus medicinæ tetrabiblos. Per Janum Cornarium latinè conscript. Basileæ, 1549.

(2) Traduction de René Briau, loc. cit.

vaisseaux pour arrêter l'hémorrhagie. Il faut mentionner également que l'auteur conseille la ligature des artères comme acte préparatoire dans la plupart des cas d'ablation de tumeurs bénignes ou malignes dont il est question dans son ouvrage.

C'est avec Paul d'Égine que finit la première période que nous avons adoptée dans notre division. Jetons un coup d'œil rétrospectif sur ce qui a été accompli pendant ce laps de temps en faveur de l'hémostase.

Hippocrate applique la compression et la révulsion.

Celse découvre la ligature des vaisseaux et se loue de l'emploi du cautère actuel.

Galien insiste sur les avantages de la compression exercée sur l'orifice du vaisseau d'où jaillit le sang, de la torsion, de la section transversale, de la ligature.

Paul d'Égine emploie également la ligature pour l'extirpation des tumeurs.

CHAPITRE II.

DES PROCÉDÉS HÉMOSTATIQUES AU MOYEN AGE (1), DEPUIS AVICENNE JUSQU'A AMBROISE PARÉ.

(980 — 1518 APRÈS J.-C.)

Avicenne (2) (980-1037) mérite à juste titre d'être placé à la tête des auteurs du moyen âge que nous allons passer en revue, non-seulement parce que pendant toute la durée de la période que nous étudions ses *Canons* ont été la base de l'enseignement en Europe aussi bien qu'en Asie, mais encore parce que nous avons remarqué que c'est principalement cet auteur qui paraît avoir été pris pour modèle par les écrivains ultérieurs pour tout ce qui a trait à la question spéciale de l'hémostase. Dans un premier article de son liber I, intitulé *De retentione eorum quæ evacuantur*, Avicenne entre dans de longs détails sur les moyens propres à arrêter l'hémorrhagie dont il admet 8 groupes, parmi lesquels il nous suffira de citer la révulsion, la saignée, le froid, les caustiques, les astringents, les bandages. Il explique le mode d'action de chacun de ces remèdes et fait

(1) Nous citons les auteurs du moyen âge ultérieurs à Avicenne dans l'ordre qui leur a été assigné par Albert, professeur de clinique chirurgicale à l'Université d'Innsbruck, dans son excellent mémoire Beiträge zur Geschichte der Chirurgie. Wien, 1877.

(2) Avicennæ principis et philosophi sapientissimi libri in re medicâ omnes, qui hactenùs ad nos pervenere. Venetiis, 1564, apud Vincentium Valgrisium. — Traduction du candidat.

entrevoir les circonstances dans lesquelles il est indiqué de recourir à l'un ou à l'autre.

Cette partie de ses leçons sur l'hémostase n'offrant qu'un intérêt purement théorique, nous ne nous y arrêtons pas davantage et nous nous hâtons d'aborder un chapitre bien plus important de son liber IV, intitulé : *Canon curationis omnis sanguinis fluxus.* Malgré la longueur démesurée de ce passage, nous avons jugé convenable de n'en choisir qu'un nombre très-restreint de préceptes, attendu que la majeure partie des règles qui y sont consignées ont déjà auparavant été établies suffisamment par Galien et d'autres précurseurs d'Avicenne, que nous avons étudiés dans le chapitre précédent.

Après avoir insisté sur la nécessité de bien connaître le point de départ des différents vaisseaux lésés, Avicenne s'exprime en ces termes : « Et quand vous connaissez la partie où se trouve l'origine du vaisseau, appliquez-y une ligature et faites le pansement. Or, le procédé opératoire pour atteindre ce but consiste à extraire le vaisseau avec un crochet, en prenant la précaution d'écarter un peu les chairs qui le recouvrent et le dérobent à vos yeux. Cela fait, vous l'entourez d'un fil et vous y appliquez les médicaments dont nous avons parlé ; puis abandonnez la ligature jusqu'au troisième ou au quatrième jour. Si au bout de ce laps de temps vous constatez que les remèdes propres à favoriser l'agglutination des parties ont contracté des adhérences avec le lieu de la solution de continuité, vous ne les détacherez pas tout à fait, mais vous poserez sur leur pourtour quelque remède qui ait la propriété de les liquéfier insensiblement..... Et il faut que votre préparation remplisse deux conditions, dont l'une est la disparition de la douleur et l'autre l'élévation du membre. »

Nous allons nous familiariser à présent avec une série

de chirurgiens issus des célèbres écoles de Bologne et de Salerne, dont les écrits ont exercé une influence incontestable sur les progrès ultérieurs de la chirurgie. L'hémostase, nous aurons la satisfaction de le constater, n'a pas été leur moindre objet d'attention, et bien que les progrès dont l'ont enrichie les chirurgiens de cette période ne soient pas encore très-considérables, il n'en est pas moins vrai qu'elle a été de leur part le point de mire des plus louables efforts.

Guillaume de Salicet (1), dit en latin *De Saliceto et Placentinus*, c'est-à-dire né à Plaisance, unit la pratique de la médecine aux fonctions sacerdotales, exerça son art à Bologne et à Vérone. Il écrivit sa chirurgie en 1275 et mourut en 1280, d'après Eloy. Nous ne lui emprunterons que quelques courts passages, attendu qu'il n'a pas consacré de chapitre spécial à la question de l'hémostase.

L'auteur se retranche dans un mutisme à peu près complet quand il s'agit d'intervenir dans les hémorrhagies graves. A l'égard de l'épistaxis, il fait observer qu'elle peut être artérielle ou veineuse.

« Les signes différentiels entre le sang artériel et le sang veineux, dit-il, sont que le sang artériel jaillit de la partie blessée à flots, *cum inundatione*, et animé d'un mouvement ondulatoire, tandis que le sang veineux n'offre aucun de ces caractères. De plus, le sang artériel est très-subtil et beaucoup plus rouge que le sang veineux.... Et l'écoulement de sang artériel est suivi de syncope presque immédiate, ce qui n'a pas lieu pour le sang veineux. »

Salicet regarde donc l'hémorrhagie d'origine artérielle comme un accident extrêmement fâcheux; du reste, il ne

(1) Guillelm. de Saliceto. Chirurgia (sans pagination). Placentiis, 1476. — Traduction du candidat.

cesse de manifester la même appréhension chaque fois qu'il vient à parler de l'hémorrhagie en général. Ainsi, nous trouvons dans un chapitre sur les plaies de la région du coude la note suivante : « Si la blessure affecte transversalement la partie interne, c'est-à-dire le côté de la flexion, il faut infiniment redouter l'écoulement sanguin des veines et des artères, qui sont situées en cet endroit superficiellement, parce qu'il arrive fréquemment que l'hémorrhagie ne peut être arrêtée et pour cette raison le malade tombe dans la prostration et meurt.... Qu'on arrête le sang, si la chose est possible, avec les poudres dont nous avons parlé dans le chapitre 5 sur les Plaies du cou, et avec le cautère, et qu'on réunisse les lèvres, si la plaie est vaste. »

Or, quand on cherche quelle est la poudre à laquelle l'auteur renvoie dans le chapitre sur les Plaies du cou, on constate qu'elle se compose principalement de gypse. Dans ce même chapitre sur les Plaies du cou, Salicet recommande pour les plaies qui sont le siége d'une hémorrhagie abondante la suture, dont il était un ardent défenseur comme procédé hémostatique et comme moyen de réunion, ainsi qu'il ressort de plusieurs passages de son Traité de chirurgie. Mais à quel rang place-t-il la ligature qu'il n'ignore assurément pas? Eh bien, il n'en parle que tout à fait accessoirement dans son chapitre sur les Cautères, qui, à ce que l'on remarque en parcourant ses écrits, jouissaient de toute sa prédilection. Pour ce qui est de l'hémorrhagie, soit artérielle, soit veineuse, dit-il, on ne peut l'arrêter que par un des quatre procédés que voici : ou par l'extraction du vaisseau (torsion?) ou par la ligature, *per ligationem*, ou par l'application de médicaments astringents, ou par la cautérisation.

Toutefois, nous sommes ici préoccupé de la question de savoir si par le mot *ligatio* Salicet n'a pas voulu plutôt faire allusion au bandage, car dans bon nombre d'auteurs anciens et du moyen âge le terme précité est employé dans cette dernière acception.

Brunus de Longoburgo, en Calabre (1), acheva sa chirurgie en l'an 1252 à Padoue. Il écrit dans sa *Chirurgia minor*, cap. 7 :

« Il est nécessaire, en présence d'une hémorrhagie, que vous vous disposiez promptement à l'arrêter, avant que le malade ne tombe en défaillance. Or, la manière de l'arrêter, c'est de poser le petit doigt sur l'orifice du vaisseau et de placer le membre dans l'élévation, si rien ne s'y oppose ; si l'on porte secours de cette façon jusqu'à ce que les médicaments soient prêts, s'ils ne le sont pas, comme c'est du reste souvent le cas, peut-être ce procédé arrêtera-t-il le sang et remplacera ainsi les médicaments ; ce qui est dû à ce qu'une partie du sang se coagule sous le doigt et arrête ainsi l'écoulement. Il est possible que le sang ne soit pas arrêté en dépit de ces moyens, surtout s'il émane d'une artère, ce que l'on reconnaît à ce qu'il s'élance en sautant et qu'il est animé d'un mouvement rapide. Alors il devient nécessaire de lier les bouts avec un fil. Mais peut-être ne sera-ce pas praticable, si ces bouts subissent un retrait et s'éloignent de la surface de la plaie ; c'est pourquoi il faut que nous secourions le malade par les caustiques, ou bien par le cautère actuel, ce qui constitue un secours plus facile et employé en dernier ressort ; car par ce moyen on obtient une croûte, grâce à laquelle le sang se trouve instantanément arrêté. »

Brunus ne s'en tient pas à ces préceptes, dont d'ailleurs nous remarquons l'imperfection ; ce n'est que dans sa *Chi-*

(1) Bruni Longoburgensis Chirurgia minor et Chirurgia magna in Guy de Chauliac. — Traduction du candidat.

rurgia magna, liber I, cap. 12, que nous trouvons des détails vraiment intéressants qui dénotent la science de l'auteur. Voici ce qu'il dit :

« *De fluxu sanguinis a vulnere.* C'est un fait constant et tous les auteurs l'attestent, que le sang émane des vaisseaux grands ou petits dispersés dans les chairs (capillaires).... Or, il est urgent que vous examiniez tout d'abord de quelle espèce de vaisseaux le sang fait irruption ; car, parmi ceux-ci, il en est qui n'offrent pas de pulsations, et leur traitement présente plus de facilité et ils inspirent moins d'appréhension ; d'autres, au contraire, sont pulsatiles : on les a appelés artères, et leurs caractères sont tout à fait opposés à ceux des premiers. Ce qui nous indique que le sang provient des artères, c'est lorsqu'il en jaillit en bondissant, ensuite revient sur lui-même, coule avec rapidité et il est beaucoup plus vermeil, *est majoris purpureitatis*, que le sang des autres vaisseaux ; mais s'il s'écoule d'une manière uniforme, c'est que la division a intéressé une veine.... Or, le moyen de l'arrêter, c'est de placer dès le début le membre dans l'élévation de façon à ce que le sang n'ait pas un libre décours, d'arroser la partie avec de l'eau froide et de lui donner une attitude telle que le patient ne ressente aucune douleur.

« Il n'est pas rare de voir le sang faire irruption des petits vaisseaux disséminés dans les chairs (capillaires) ; dans ce cas, nous ne manquons pas de remèdes énergiques.

« Bien plus, si bon vous semble, vous n'avez qu'à administrer un blanc d'œuf qui suffit à l'arrêter... Mais lorsque le sang jaillit d'une grande artère ou d'une veine, les remèdes ci-dessus mentionnés n'apportent aucun soulagement ; alors il faut saisir cette artère ou cette veine avec un crochet, toutefois de telle façon qu'elle ne soit pas perforée par ce dernier, et avec une aiguille il faut bien la coudre ensemble et la lier avec un fil au point que le sang y soit resserré, ce que l'on répète également à l'autre bout du vaisseau. Ensuite on administre l'un des médicaments dont nous avons parlé plus haut et l'on applique à l'endroit convenable un bandage auquel on ne touchera pas avant le troisième jour. S'il n'est pas possible d'agir ainsi, et que d'autre part les remèdes n'ont pas produit tout l'effet qu'on en attendait, alors il n'y a pas de milieu, il faut brûler la partie avec un fer bien ardent et très-rouge, et d'une façon telle qu'il en résulte des eschares vastes et épaisses, dont on regarde généralement la chute comme plus tardive et plus difficile ; toutefois, si un seul cautère ne devait pas suffire, il faudrait répéter la même manœuvre jusqu'à ce que le sang soit retenu. Or, pendant cette opération, il faut bien se garder de ne pas cautériser quelque nerf, parce qu'une telle brûlure pourrait entraîner un spasme. »

Roland de Parme (1) était professeur à Bologne et termina sa Chirurgie en l'an 1264. Voici ce que nous trouvons dans son lib. II, cap. 1 :

« Si une blessure vient à être faite au cou au moyen d'un glaive ou de quelque autre instrument semblable, de telle sorte que la veine organique (jugulaire) s'en trouve lésée, voici comment il faudra porter secours. On coudra ensemble toute la veine avec une aiguille de façon à ne pas la perforer, et d'autre part, armé d'une aiguille dans laquelle on aura passé un fil, on passera sous le vaisseau et avec le fil on liera celui-ci et on l'étreindra au point qu'il ne laisse plus échapper de sang, et l'on agira de même à la partie supérieure et inférieure... Lorsque vous vous serez assuré que les fils placés à la partie supérieure et inférieure du vaisseau

(1) In Guy de Chauliac. — Traduction du candidat.

se sont désorganisés, vous les délierez et les enlèverez... »

Théodoric (1), évêque de Cervia en 1266, fut le disciple et même, s'il faut en croire le P. Sarti, le propre fils de Hugues de Lucques, dont il nous a transmis les doctrines, attendu que ce dernier n'a pas laissé d'écrits. Théodoric donne dans son lib. I, cap. 13 des préceptes très-détaillés sur « les hémorrhagies siégeant sur les parties externes du corps », dans le sens de Galien et d'Avicenne.

Il est indispensable, dit-il, qu'avant tout vous considériez quels sont les vaisseaux qui donnent le sang. Car, parmi ceux-ci, les uns n'ont pas de pulsations, et leur traitement est plus facile et ils inspirent moins de frayeur; d'autres ont des pulsations, on les appelle artères et ils sont tout à fait opposés de caractères aux premiers. Or, les signes qui font reconnaître que le sang provient des artères, c'est qu'il s'élance en bondissant, ensuite revient sur lui-même, s'écoule avec rapidité, et il est plus pur, *est majoris puritatis*, que le sang des autres vaisseaux. Si, au contraire, il s'écoule d'une manière uniforme, c'est qu'il provient de la rupture d'une veine... Et remarquez que nous réprimons par des efforts multiples l'écoulement : 1° en liant d'une manière parfaite le membre, nous réunissons les lèvres de la plaie; 2° en détournant le sang vers les régions voisines ou vers les parties opposées; 3° en l'arrêtant par les médicaments et en obstruant la fissure de la plaie; 4° en refroidissant le corps tout entier par des réfrigérants; il arrive parfois que l'ingestion subite d'eau froide fait cesser l'hémorrhagie; parfois les caustiques ou le feu appliqué sur l'orifice de la veine ou de l'artère produit une croûte et le sang cesse de s'en échapper. En résumé, je déclare que le sang d'un vaisseau ne peut être arrêté qu'à la condition que

(1) In Guy de Chauliac. — Traduction du candidat.

celui-ci cesse d'affluer vers le lieu de la solution de continuité, ou que l'ouverture du vaisseau soit fermée.

Après avoir cité quelques topiques hémostatiques empruntés à Galien, Théodoric poursuit :

Certes, fidèle jusqu'ici aux préceptes de cet homme admirable (Galien), il ne s'est présenté à moi aucun cas de rupture vasculaire que je n'eusse traité par les bandages et le vin sans autre médicament, et j'en ai guéri ainsi un grand nombre chez lesquels tous les autres remèdes des médecins avaient échoué. »

Voici comment on procède : on fait des petits bourdonnets de charpie de la grosseur d'un pouce et on les trempe dans du vin très-chaud, ou bien, si l'on préfère, dans un blanc d'œuf ; après les avoir enduits des remèdes appropriés, on les place l'un sur l'autre à l'endroit d'où jaillit le sang, en tenant toujours le doigt appliqué dessus. Ensuite on lie avec un bandage de telle façon que celui-ci comprime bien le vaisseau à la place où sont les bourdonnets, mais sans étreindre en aucune manière les régions voisines, et on abandonne ainsi pendant trois jours au moins. Pour ma part, dans les cas où il y avait beaucoup à craindre, je l'ai laissé huit jours et davantage avant de le défaire. Si vous savez bien faire ce pansement, il est hors de doute que vous arrêterez toujours le sang ; c'est ainsi que j'ai constamment procédé dans les cas difficiles, et jamais je ne me suis fait illusion... Si le sang provient d'une artère, on ne peut l'arrêter, d'après Galien, que par l'un des deux moyens suivants : ou par une forte ligature, ou par une section totale du vaisseau, parce que, en coupant ainsi le vaisseau de part en part, les bouts se rétractent et les chairs jouent à leur égard le rôle d'opercule et tarissent la source de l'hémorrhagie ; voilà la raison pour laquelle celle-ci cesse. Les parties rompues seront liées de la manière suivante : le vaisseau blessé est lié en deux endroits séparés par un intervalle, ensuite entre les deux ligatures on pratique une section dans cet intervalle. Cela fait, veillez à ce que la chair soit renouvelée avant que la ligature tombe ; en effet, si la chair nouvelle ne se produit pas assez vite pour empêcher la plaie d'être inondée par le sang, toute lacune dans ce milieu persistera, et l'on aura la maladie appelée anévrysme.

Après des citations tirées de Galien, Théodoric indique les règles à suivre dans l'application de la méthode dérivative. Ainsi, il dit par exemple : si le sang s'écoule par la bouche, il faut le dériver vers les narines ; celui qui s'écoule par l'anus sera détourné vers la vulve ou attiré vers les membres supérieurs...

Lanfranc (1), médecin et chirurgien italien, né à Milan, vivait dans la seconde moitié du XIIIe siècle. Il est l'auteur d'une *Chirurgia parva*. Il vint à Paris en 1295 où il acheva l'année suivante sa *Chirurgia magna*. Jean de Passavant était alors doyen de la Faculté de Paris. On ignore l'époque de sa mort. Lanfranc est regardé à juste titre comme le véritable créateur de la chirurgie en France. Disciple de Guillaume de Salicet, Lanfranc a puisé dans les ouvrages de celui-ci ce qu'il y a de mieux dans les siens. « Il ne nomme point, dit Eloy, ce grand maître, dont il adopte les maximes de préférence à celles de tout autre; mais c'était la coutume des écrivains de ce temps-là de se copier mutuellement sans en dire mot. » La question de l'hémostase est traitée par l'auteur dans Tractatus I, doctrina III, cap. 9, sous le titre *De fluxu sanguinis a vulnere venientis*. Si le médecin se propose d'arrêter le sang, dit-il, parce que la nécessité l'y oblige, qu'il examine si le sang provient des

(1) Traduction du candidat.

petits vaisseaux capillaires, parce que dans ce cas la seule application de blanc d'œuf sur la plaie avec la charpie suffit, après le rapprochement des parties... Mais s'il provenait des grands vaisseaux, il arrive parfois qu'il ne s'arrête pas par les moyens précédents, alors il faut un traitement plus énergique et user de plus grandes précautions. Si le sang s'écoule des artères. ce que vous pourrez reconnaître à ce caractère qu'il s'élance en sautant, au fur et à mesure que l'artère se contracte et se dilate, alors vous poserez votre doigt sur l'orifice de cette grande veine ou artère et vous l'y maintiendrez pendant une bonne heure, parce que peut-être quelque goutte de sang se coagulera sous votre doigt, ce qui constituera un point de résistance énergique. Ensuite, vous placerez abondamment sur la veine ou l'artère divisée le médicament que voici : encens blanc gommeux et graisse 2 onces, aloès 1 once f. p., faire tremper dans un blanc d'œuf jusqu'à consistance sirupeuse ; ensuite, incorporez-y des poils de lièvre très-finement divisés et mêlez le tout. Ce remède n'a pas son égal pour arrêter le sang et pour consolider le vaisseau (!)... Il est possible que les caustiques arrêtent plus vite le sang que ce remède à base d'encens ; mais rien ne vous certifie qu'une fois la croûte enlevée, le sang ne jaillisse de nouveau hors de la veine ou de l'artère dont la consolidation est restée imparfaite sous la croûte ; mais ce médicament à base d'encens et avec les poils de lièvre arrête non-seulement le sang, mais encore raffermit la veine et l'artère, ainsi que je l'ai constaté dans bon nombre d'observations.

A l'appui de ce qu'il avance, l'auteur cite ici l'observation d'un enfant de trois ans, qui fit une chute sur un couteau qu'il tenait dans sa main, et dont la pointe alla perforer à la face antérieure du cou la veine jugulaire. Son remède de prédilection lui a procuré une entière guérison.

Puis, il continue : Mais si l'hémorrhagie ne s'arrête pas par ce traitement par l'encens, « ce qui est l'exception, » il faut extraire le vaisseau et le lier, ou bien cautériser le bout de l'artère ou de la veine avec un fer très-chaud, de telle sorte que le feu engendre une croûte, et il faut prendre garde de ne toucher avec le fer ni les lèvres de la plaie, ni le nerf, ni autre chose, si ce n'est le vaisseau. Et si tout cela ne réussit pas, il faut tirer dehors le vaisseau isolé des chairs, et le tordre énergiquement tout entier entre les (1) mains « *totamque venam inter manus fortiter contorqueri.* » Enfin, l'auteur cite encore le cas d'un garçon de quinze ans qui fut frappé par un autre avec un couteau, lequel atteignit l'artère brachiale de l'un des bras, et qui recouvra la santé grâce à la ligature de l'artère que Lanfranc ne fit pas lui-même, mais qu'il laissa faire en sa présence à un médecin appelé en consultation.

Guy de Chauliac (2), né vers 1320 à Chauliac dans le Languedoc, exerça son art à Lyon puis à Avignon, et composa en 1363 un traité de chirurgie qui fut longtemps regardé comme classique. Voici ce qu'il dit de l'hémostase dans son Tractatus III, doctrina I, cap. 3.

Le signe de la rupture d'une veine ou d'une artère, c'est l'hémorrhagie ; or, si le sang s'élance en bondissant violemment et par saccades, et s'il est subtil et rouge, cela signifie qu'il provient d'une artère. Mais s'il sort paisi-

(1) Haeser n'admet pas que les auteurs anciens, ni même ceux du moyen-âge, aient entendu la torsion des artères dans le même sens que les modernes. Il pense que Lanfranc veut parler de la constriction du vaisseau par le fil à ligature. Mais Albert fait observer, avec raison, que les mots « *inter manus contorqueri* » ne laissent pas de doute qu'il s'agisse ici réellement de la torsion.

(2) Guido de Cauliaco. Chirurgia magna, édit. Thurâ de Castello, Lugd., 1537. Traduction du candidat.

blement, s'il est épais et qu'il tire sur le noir pourpre, cela indique qu'il provient d'une veine (1). Dans le traitement de la cause locale Avicenne établit huit groupes de procédés dont l'application topique est à même d'arrêter le sang. Pour ma part, je les réduis à cinq, autant que cela me paraît indispensable pour les besoins actuels. Le premier, c'est la suture, le second le pansement ou bandage compressif, le troisième la section totale du vaisseau, le quatrième sa ligature, enfin le cinquième, la cautérisation. Le premier procédé, c'est-à-dire la suture, convient aux blessures dans lesquelles il n'y a pas de perte de substance, et s'exécute de la façon suivante : la plaie étant préalablement bien nettoyée de caillots, s'il y en a, il faut rapprocher avec les mains les lèvres de la plaie et les coudre ensemble avec la suture commune ou celle du pelletier, quand l'écoulement est intense. Et en cousant, il faut faire en sorte de pénétrer assez profondément dans les chairs ; ensuite on y applique une poudre astringente et styptique, ainsi que de la charpie trempée dans un médicament composé de blanc d'œuf et de cette poudre astringente dont il sera question plus bas ; après quoi on l'entourera d'un bandage et l'on placera le membre dans une attitude convenable.

Le deuxième procédé, savoir le pansement ou bandage compressif, consiste à saupoudrer la partie avec une poudre astringente, à combler convenablement la lacune avec des compresses et des plumasseaux trempés dans un médicament ; après cela on applique un bandage et l'on donne au membre une attitude convenable, ainsi qu'il a été dit.

(1) Guido de Cauliaco. « Inventarium sive collectorium chirurgicalis « medicinæ. » Bergom, 1498. Trad. en français par L. Joubert. Lyon, 1592.

Le troisième procédé, celui de la section complète du vaisseau « truncatio », est plutôt applicable aux vaisseaux situés profondément, et se pratique d'après Galien, en sectionnant de part en part le vaisseau ; en effet, de cette façon le vaisseau se rétracte des deux côtés et il est caché par la chair et la peau situées au-dessus de lui ; puis on applique sur la plaie des poudres et de la charpie avec les médicaments, on met le bandage et l'on donne l'attitude convenable.

Le quatrième procédé, qui est la ligature, et qui s'applique de préférence aux artères qui sont situées profondément, s'accomplit d'après Avicenne en isolant l'artère, en la tirant à soi avec un crochet, puis en l'entourant d'un fil de soie qu'on noue fortement ; enfin on y applique des remèdes suppuratifs, on met le bandage et l'on ménage une attitude convenable... Enfin, le cinquième procédé, savoir la cautérisation, convient surtout aux vaisseaux déchirés par une corrosion et s'exécute à l'aide d'un fer chaud ou des médicaments caustiques qui réunissent la chaleur à la stypticité, tels que la poix de cordonnier et le vitriol, mais non pas la chaux qui ne possède point de propriétés styptiques ; aussi les eschares qu'elle produit tombent-elles plus tôt. En effet, il ne faut pas précipiter la chute de l'eschare ; car il est arrivé plus d'une fois que l'hémorrhagie a suivi de près la chute des eschares qui la retenaient à peine...

Tels sont les procédés hémostatiques dans les écoulements sanguins occasionnés par la blessure des artères et des veines.

Léonard Bertapaglia (1), médecin et chirurgien italien,

(1) Bertapaglia. Compendio di cyrurgiâ. Venetiis, 1568, traduction du candidat.

vivait dans la première moitié du xve siècle. On ignore l'époque de sa naissance. Eloy rapporte sa mort à l'année 1460. Il a un grand chapitre (*De vulneribus*, cap 20.) consacré à la cure de l'hémorrhagie, qui est peut-être ce qu'il y a de plus complet jusqu'à lui. Nous renonçons à reproduire ce chapitre dans sa totalité, attendu qu'il ne renferme rien qui n'ait été professé par ses devanciers. Mais ce sur quoi nous voulons un instant arrêter l'attention, c'est un procédé particulier de ligature décrit par l'auteur, que nous n'avons pas encore rencontré jusqu'ici, et qui de nos jours a été renouvelé par A. Cooper.

Quand vous voudrez lier un vaisseau, dit Bertapaglia, d'abord attirez-le avec un crochet de fer, et écartez le un peu de la chair qui le recouvre, de façon à isoler le vaisseau ; ensuite liez-le avec un fil de lin ; et afin qu'il tienne mieux et plus fortement, percez le vaisseau avec une aiguille et avec le fil, en tournant tout à l'entour et l'assujetissant avec un double nœud.

Jean de Vigo (1), naquit vers l'an 1460. termina sa *Practica copiosa* en 1513, et mourut vers l'an 1520. Jusqu'ici nous n'avons vu pratiquer par les chirurgiens que le procédé ordinaire de ligature.

Jean de Vigo (1) se borne à dire quelques mots d'un autre procédé de ligature qui a été reproduit par Amussat et Velpeau et auquel on a donné le nom de transfixion. Il a été décrit bien plus au long par Marianus Sanctus, son élève, que nous citons plus bas. Il est vrai que celui-ci semble donner l'opération comme une chose nouvelle et en quelque sorte improvisée par lui-même (2).

(1) Johannes de Vigo. Pratica in arte chirurgicâ. Lugduni, 1518. Traduction du candidat,

(2) Au commencement de ce siècle, Velpeau avait recommandé le

Dans son lib. III. Tract. I. cap. 11, Jean de Vigo s'exprime en ces termes :

Et c'est de la même manière qu'il devient parfois nécessaire de lier un vaisseau, surtout une artère. Or, le mode opératoire pour la ligature des artères consiste « parfois » à faire passer une aiguille par-dessous le vaisseau et en serrant sur le dessus et sans effort un fil, ou bien on lie le vaisseau en l'isolant, ensuite au bout supérieur on l'étreint fortement avec un fil.

Marianus Sanctus dit Barolitanus (1) naquit en l'an 1540. Elève de Jean de Vigo, il composa à l'âge de vingt-cinq ans son « Compendium in Chirurgiâ » qui traitait en trois livres des apostèmes, des plaies et des ulcères, et où il suivait la doctrine de son maître. Il a eté annoncé plus haut que Marianus Sanctus a très-bien décrit la transfixion (2). Voici cette observation consignée dans son Tract. de ulceribus :

Ayant été appelé, dit-il, auprès d'un malade qui avait depuis trois jours une hémorrhagie contre laquelle beaucoup de médecins, et non pas des ignorants, avaient lutté en vain, et ayant bien reconnu qu'on avait épuisé les moyens convenables en pareil cas ; afin de ne pas paraître un bourdon parmi des abeilles, et pour ne pas tromper

procédé de Jean de Vigo non-seulement pour la cure des varicocèles, mais aussi, vu sa grande simplicité, comme un moyen d'hémostase pour les artères. « On passe sous l'artère, dit-il, une simple épingle dont les deux extrémités sont ensuite embrassées par une anse de fil, comme dans la suture entortillée, qu'on serre suffisamment pour empêcher le sang de passer. Un second fil, fixé à sa tête, permet d'extraire l'épingle quand on le juge convenable. La ligature, devenue libre, n'offre plus alors la moindre résistance et tombe, pour ainsi dire, d'elle-même. »

(1) Traduction du candidat.

(2) Ce procédé, un peu modifié, a encore reçu le nom d'*acufilopressure*.

l'attente de ceux qui vantaient ma science, j'usai de cette ressource, « tali usus sum ingenio » qui me fut fort utile et qui sauva la vie à un malade dont déjà les autres désespéraient... Je traversai la lèvre de la plaie à sa partie supérieure d'un côté avec une aiguille jusqu'au niveau du vaisseau coupé, sans toucher celui-ci avec l'aiguille ; ensuite je passai l'aiguille sous le vaisseau lui-même vers le côté opposé, et je retraversai la lèvre de bas en haut, de manière que le vaisseau se trouva compris dans une anse, dont les chefs bien liés l'étreignaient avec la lèvre de la plaie, et ce malade rappelé ainsi des enfers me fit le plus grand honneur.

Une revue rétrospective aura l'avantage de nous rappeler le souvenir des progrès nouveaux dont la question de l'hémostase a été susceptible pendant la période du moyen âge.

Avicenne, à la tête des Arabes et des auteurs de l'Occident, établit huit groupes de moyens hémostatiques. Il connaît et décrit la ligature des vaisseaux.

Guillaume de Salicet vante la suture comme moyen d'hémostase et de réunion.

Brunus de Longoburgo ne conseille la ligature que pour le cas où les autres moyens échoueraient.

Roland de Parme trace les règles à suivre dans la ligature de la veine jugulaire ; il insiste sur ce point, qu'il faut jeter une ligature sur le bout cardiaque, et une autre sur le bout périphérique du vaisseau.

Théodoric exalte l'emploi du bandage compressif à tel point, qu'il prétend avoir maîtrisé par ce moyen toutes les hémorrhagies.

Lanfranc se sert le premier de l'expression « vaisseaux capillaires. » Quand on a épuisé tous les moyens hémostatiques, il recommande la torsion comme ressource ultime

Enfin, il nous fournit la preuve de ce fait que la ligature n'a pas seulement été connue et décrite au moyen âge, mais réellement pratiquée, puisque Lanfranc lui-même l'a fait faire à un chirurgien en sa présence.

Guy de Chauliac, à l'instar de Guillaume de Salicet, parle de la suture comme moyen hémostatique en des termes qui ne permettent pas de douter qu'il en a fait un usage fréquent dans sa pratique.

Bertapaglia, pour assurer la fixité du fil de ligature, conseille de percer le vaisseau avec l'aiguille.

Jean de Vigo et son élève Marianus Sanctus décrivent, le premier très-brièvement, le second en détail dans une observation communiquée, le procédé de ligature appelé transfixion.

CHAPITRE III.

DES PROCÉDÉS HÉMOSTATIQUES DEPUIS AMBROISE PARÉ PÈRE DE LA CHIRURGIE MODERNE, JUSQU'A NOS JOURS.

(1518).

> « Ignitis ferramentis omnibusque
> « cauteriis, quod ad hoc opus in-
> « teresset, valè in sempiternum
> « dixi. »
>
> (AMBROISE PARÉ.)

Jusqu'ici nous avons vu la ligature des vaisseaux, décrite et conseillée par Celse, Galien, les Arabes, Guy de Chauliac, etc. ; leurs préceptes sont parfois obscurs, peu explicites, on ne les applique pas. Bien que parfaitement connue, elle ne formait donc qu'un objet de traitement assez rare dans la pratique des chirurgiens. Employée dans les blessures et les autres solutions de continuité, jamais personne n'avait songé à l'appliquer dans les amputations, où l'on s'en tint partout au précepte d'arrêter l'hémorrhagie avec les cautères.

En 1536, sortant de l'Hôtel-Dieu, Paré (1) fait sa première campagne chirurgicale sous les ordres du maréchal de Montejan. Un jour l'huile bouillante lui manque ; les plaies par armes à feu ne sont pas cautérisées : anxiété profonde, aussi grande que son admiration quand il recon-

(1) OEuvres d'Ambroise Paré par Malgaigne. Paris, 1840.

naît que ces plaies sont dans des conditions meilleures que celles qui ont été traitées par les caustiques. Il n'a que 19 ans et cependant ces faits suffisent à lui montrer les inconvénients de cette pratique admise sans contestation par tous les chirurgiens de cette époque. Ce sera le point de départ de ses travaux, qui changeront entièrement les doctrines universellement adoptées jusqu'à lui. Toutefois, Paré n'a jamais vu pratiquer encore la ligature, d'après son propre aveu, par qui que ce soit, mais il affirme avoir lu dans Galien qu'il n'existait pas de moyen hémostatique meilleur que celui de lier les vaisseaux, et que conséquemment il avait songé à appliquer cette méthode sur les surfaces amputées. « Je conseille au jeune chirurgien, dit-il, de laisser telle cruauté et inhumanité (les cautères), pour suivre plutôt ma façon d'opérer, de laquelle il a plu à Dieu m'adviser sans que jamais je l'eusse vu faire à aucun, ouï dire, ni lu, sinon en Galien au Ve livre de sa Méthode, où il écrit qu'il faut lier les vaisseaux vers leurs racines qui sont le foie et le cœur, pour étancher le grand flux de sang. Or, ayant plusieurs fois usé de cette manière de coudre les veines et artères aux plaies récentes, dans lesquelles se faisait une hémorrhagie, j'ai pensé qu'il s'en pouvait bien autant faire en l'extirpation d'un membre. » En 1551, Paré retourne à l'armée et trouve, au siége de Damvilliers, l'occasion d'appliquer après l'amputation la ligature des vaisseaux comme moyen hémostatique. Un gentilhomme de M. de Rohan avait eu la jambe broyée d'un coup de couleuvrine ; Ambroise Paré fit l'amputation, et, pour la première fois, il n'appliqua pas le cautère. Il eut le bonheur de sauver son malade, qui, tout joyeux d'avoir échappé au fer rouge, disait qu'il en avait été quitte à bon marché. Ainsi Paré qui avait épargné les douleurs de la cautérisation aux blessés atteints de plaies par armes à feu, les épargnait encore à tous les amputés.

Mais quelles peuvent être les considérations qui l'ont amené à renoncer à la cautérisation?

Voici les paroles mêmes de l'auteur que nous reproduisons dans toute leur originalité (1):

« Je confesse ici librement et avec grand regret, que j'ai ci-devant pratiqué tout autrement que je n'écris à cette heure, après que l'amputation des bras et jambes était faite. Mais quoi ? J'avais vu ainsi faire à ceux que l'on appelait pour telles pratiques, où immédiatement après l'extirpation du membre usaient de plusieurs cautères, tant actuels que potentiels, pour empêcher le flux de sang, chose très-horrible et cruelle seulement à raconter : car cela causait une extrême douleur aux patients, attendu que de telles plaies récemment faites sont fort sensibles, et à cause de cette sensibilité, si on y applique des caustiques dessus et contre les parties nerveuses, soudain leur action et impression est communiquée aux parties internes, dont surviennent de très-grands et pernicieux accidents, et le plus souvent la mort... Avec cela que le plus souvent, l'eschare tombée, survenait un nouveau flux de sang qu'il fallait encore étancher avec les cautères actuels ou potentiels, lesquels répétés consommaient une grande quantité de chair et autres parties nerveuses. A cause de cette déperdition, les os demeuraient puis après nus et découverts ; ce qui a rendu à plusieurs la cicatrisation impossible, ayant toute leur vie gardé un ulcère au lieu du membre coupé, qui leur ôtait le moyen de se pouvoir servir d'une jambe ou bras faits artificiellement. »

(1) Des contusions, combustions et gangrènes, t. II, liv. x, chap. 26, p. 227.

Il est presque inutile, après la lecture de ce passage, de faire observer que les raisons qui ont fait adopter à Paré la ligature pour les surfaces amputées se réduisent à deux principales, savoir l'extrême douleur qui accompagne la cautérisation, et la chute prématurée de l'eschare.

Quant au procédé de ligature, Ambroise Paré décrit les deux procédés, savoir celui qui consiste à mettre à nu le vaisseau avant de le lier, et celui qui comprend dans son anse une portion de fibres musculaires. Il décrit aussi le procédé de Galien, la section totale du vaisseau comme moyen hémostatique, mais il paraît donner la préférence à la ligature, témoin ces paroles : « Si on peut lier le vaisseau comme nous avons dit ci-dessus, ce sera encore plus sûr. »

Paré ne se contente pas d'inventer de nouveau la ligature et d'en démontrer tous les avantages, mais il confirme ses principes par des exemples, en temps de paix et en temps de guerre « par expériences et histoires de ceux à qui ladite ligature a été faite, et personnes vivantes. » Et croirait-on qu'un précepte si simple et si naturel ait pu rencontrer une si vive résistance de la part des chirurgiens de l'époque ?

C'est ce qui arriva en effet. Gourmelen, alors doyen de la Faculté de Paris, attaqua avec violence la ligature dans un pamphlet adressé à Ambroise Paré, et dont on pourra juger le caractère acerbe par les paroles suivantes que nous en extrayons : « Celui qui, soumis à ce nouveau supplice, y a échappé sain et sauf, doit témoigner sa reconnaissance et rendre grâces au Dieu tout-puissant, à la bonté duquel il est redevable d'avoir été délivré de cette cruauté et de cette torture. Gourmelen. » Ce n'est pas en ces termes qu'on aurait pu parler de la ligature, si à cette époque il avait vécu en France un seul homme qui l'eût pratiquée dans sa carrière.

Le triomphe de la ligature paraît assuré; cependant elle ne devait pas tarder à être de nouveau délaissée.

Au milieu du XVIIe SIÈCLE, Richard Wiseman dont l'influence sur la chirurgie anglaise ressemble à celle de Paré sur la chirurgie française, cent cinquante ans auparavant, ne craint pas d'écrire dans son principal ouvrage qui a pour titre *Several chirurgical Treatises*, 1676: «Après les amputations, le styptique royal (inventé depuis peu) pourra, dans bien des cas, remplacer la ligature des vaisseaux; mais sur les champs de bataille on aura recours au cautère actuel, afin d'arrêter les hémorrhagies et de préserver les chairs de la putréfaction.» Même au XVIIIe SIÈCLE (1), on s'efforce de lui substituer les astringents, les styptiques, l'agaric, la compression, la cautérisation plus ou moins étendue, la simple réunion immédiate, etc., c'est-à-dire des moyens secondaires qui ne peuvent point être considérés comme constituant des méthodes générales, et ne sauraient se placer au premier rang (2). Ce n'est que plus tard, durant les guerres de la République, du Consulat et de l'Empire qu'elle reprend entre les mains des chirurgiens militaires en France la place qui lui est due à si bon droit. Mais avant d'en venir à cette époque, nous allons parler aussi brièvement que possible de deux appareils de compression qui ont été longtemps employés à l'exclusion de

(1) Dionis rapporte que, de son vivant (première moitié du XVIIIe siècle), les cautères constituaient les seuls moyens dont on se soit servi après les amputations à l'Hôtel-Dieu de Paris.

(2) La ligature, écrivit J.-L. Petit en 1733, cause de grandes douleurs, des tressaillements convulsifs et quelquefois la convulsion du moignon, qui souvent est mortelle, ou par elle-même, ou parce qu'elle occasionne l'hémorrhagie par les mouvements extraordinaires que le malade ne peut s'empêcher de faire. (Mém. de l'Acad. roy. des sciences, 1733, p. 91.)

tout autre dans l'hémostase chirurgicale, savoir le garrot de Morel et le tourniquet de Jean-Louis Petit.

Le garrot, inventé par Morel en 1674, l'année même de la naissance de Jean-Louis Petit, est employé pour comprimer l'artère principale d'un membre avant d'en faire l'amputation ou de pratiquer sur ce membre une grande opération. Ce n'était, dans le principe (1), qu'un lien circulaire, si ce n'est que Morel y ajoutait deux bâtonnets destinés à le serrer en le tordant. Aujourd'hui, le garrot se compose d'un petit cylindre de bois et d'une bande de tissu de laine semblable à la ligature qu'on place autour du bras avant de pratiquer une saignée. On commence par placer sur le trajet de l'artère que l'on veut comprimer une compresse graduée ferme et épaisse, par-dessus laquelle on fait deux tours de bande peu serrés; les chefs de la bande sont noués par une simple rosette au côté opposé à l'artère; entre cette rosette et les téguments on place une plaque de corne ou de cuir bouilli, pour éviter que la peau ne soit froissée et meurtrie; puis, entre la rosette et la plaque, on glisse le cylindre de bois, dont on se sert comme d'un moulinet pour tordre le lien, jusqu'à ce que les battements de l'artère cessent de se faire sentir au-dessous de la compresse. L'opérateur confie alors ce bâtonnet à un aide, qui peut à volonté augmenter ou diminuer la constriction.

Jean-Louis Petit (1674-1750), partisan déclaré de la compression comme moyen hémostatique, ayant remarqué que dans l'instrument précédent la compression s'exerce sur plusieurs points à la fois et s'accompagne de douleur, invente son tourniquet, avec lequel la compression moins

(1) « ..... un fort lien délié et de figure plate, comme ceux desquels les femmes lient leur cheveux. » A. Paré, t, II, p. 222.

douloureuse ne s'exerce que sur deux points. Cet instrument, tel qu'on l'emploie aujourd'hui pour arrêter le cours du sang dans la principale artère d'un membre sur lequel on veut pratiquer une opération, est composé de deux plaques de cuivre superposées.

L'une de ces plaques est garnie, sur le côté qui doit être en contact avec le membre, d'une pelote épaisse, allongée, saillante et très-ferme; et sur le côté opposé qui est un peu convexe, elle présente, à peu de distance de ses bords latéraux, deux tenons de cuivre qui traversent la seconde plaque. Celle-ci est percée dans son milieu pour le passage d'une vis de rappel dont l'extrémité est reçue dans une dépression de la plaque inférieure; un lacs solide fixé à cette plaque supérieure est disposé de manière à revenir se fixer sur la même plaque, après avoir fait le tour du membre. Pour faire usage du tourniquet, les deux plaques, rapprochées l'une de l'autre sont appliquées sur le point où l'on veut exercer la compression; le lacs décrit un circulaire autour du membre, et son chef vient passer dans une boucle solide. On fait alors agir la vis, qui éloigne la plaque mobile de la plaque fixe, presse celle-ci par son extrémité, l'enfonce contre les vaisseaux, et exerce ainsi la compression nécessaire. Le tourniquet de Jean-Louis Petit convient dans tous les cas où l'on veut arrêter le cours du sang dans un tronc principal, sans empêcher la circulation collatérale. Il a été modifié par Dupuytren. C'est sur le même principe qu'ont été construits une foule d'autres compresseurs qu'Adamkiewicz (1) a très-bien rangés sous trois chefs.

(1) Die mechanischen Blutstillungsmittel bei verletzten Arterien, von Paré bis auf die neueste Zeit von Dr Albert Adamkiewicz, in Langenbeck's Archiv, année 1872, t. XIV.

I. — *Compresseurs qui agissent à la manière du pouce, le poing étant fermé, exerçant par conséquent une pression simple, unilatérale.*

Dans cette catégorie rentrent les compresseurs de Hesselbach, d'Ehrlich, de Brünninghausen, pour l'artère sous-clavière; ceux de Lotteri, de Quesnoy, de Richerand, pour l'artère intercostale, etc.

II. — *Compresseurs qui agissent à la manière du pouce et de l'index, exerçant par conséquent une pression en sens contraire.*

A cette catégorie appartiennent les compresseurs de Schindler, de Hesselbach, pour l'artère épigastrique; de Lisfranc, de Hatin, pour la luette et l'amygdale; de Graefe, de Hager, de Foulquier et de Ferg, pour l'artère méningée dans la trépanation; ceux de Bellocq et de Harder, pour l'artère intercostale, etc.

III. — *Compresseurs qui agissent à la manière d'une main ou des deux à la fois.*

Ce sont les compresseurs de Dupuytren, de Marcellin-Duval; de Lampe, pour l'artère linguale; ceux de Moore, de Broca, de Neudörfer, pour l'artère crurale; de Chabert, pour les vaisseaux du cou, etc.

Nous avons annoncé plus haut que la ligature des vaisseaux fut remise pour quelque temps en honneur par la chirurgie militaire à qui elle rendit des services signalés.

Ayant reconnu sa supériorité sur les autres moyens hémostatiques, dans les hémorrhagies artérielles, ils l'introduisirent définitivement dans la pratique et l'employèrent avec une hardiesse étonnante.

Larrey, après avoir amputé dans l'article le bras du général Fugières, n'hésita pas de couper en travers les pectoraux pour aller à la recherche de l'artère sous-clavière rétractée, et en pratiquer la ligature. Malheureusement, la vogue dont jouissait alors ce procédé ne devait pas être de longue durée. En effet, après les guerres de l'Empire, la réunion immédiate des plaies commençait insensiblement à se populariser, en France surtout, grâce aux efforts de Roux, de Delpech et plus tard de Serres (de Montpellier); mais pour que cette méthode pût remplir les conditions trop absolues qu'on lui imposait alors, il restait une dernière difficulté à vaincre. Les ligatures s'opposaient à ce que l'adhésion pût se faire sur tous les points à la fois; elles entretenaient sur leur parcours une suppuration de peu d'importance sans doute, mais dont il fallait s'affranchir à tout prix pour atteindre le but qu'on se proposait. Les Anglais avaient déjà fait de grands efforts pour lever cet obstacle. Jones employa des fils d'une ténuité extrême qu'il serrait avec force, et qu'il coupait au ras du nœud, afin de ne laisser dans la plaie qu'un corps étranger d'un très-petit volume, et de pouvoir la réunir sans s'en préoccuper. Lawrence et Travers adoptèrent ses idées et sa pratique; mais ce bout de fil qui pesait à peine quelques milligrammes n'en déterminait pas moins un petit abcès dans la majorité des cas, et le but n'était pas complétement atteint. Les tentatives faites à Paris par Dupuytren et Lisfranc pour substituer aux fils végétaux des liens empruntés au règne animal aboutirent aux mêmes résultats. Manec employa vainement la soie, la corde à boyau, les filets nerveux, les fibres tendineuses, les lanières de peau de mouton ou de lapin. Dans tous les cas ces corps étrangers provoquèrent la suppuration et furent rejetés au dehors.

Aussi, désespérant de trouver des ligatures inoffensives, chercha-t-on à résoudre le problème en les supprimant tout à fait, et en leur substituant la torsion dont nous allons retracer l'histoire.

Torsion. — Indiquée par Rufus (d'Ephèse), décrite par Galien, reproduite par Avicenne, Lanfranc, Guy de Chauliac, Ambroise Paré (voir les 2 chapitres précédents), elle avait été rappelée par Léveillé (1), en 1812, à l'attention des chirurgiens. En 1820, Maunoir (de Genève) et Carron du Villars avaient reconnu dans leurs expériences qu'il suffit d'écraser les deux tuniques profondes des artères, en serrant fortement le vaisseau entre les mors d'une pince, pour en déterminer l'oblitération. En 1829, Thierry (2) traita longuement la question de la torsion des artères appliquée au traitement des anévrysmes ; il fit ensuite quelques essais sur la carotide des chevaux. Son procédé, aussi dangereux que peu applicable, consistait à soulever le vaisseau avec l'aiguille de Deschamps, et à le tordre comme avec un garrot, en lui imprimant un nombre de tours en rapport avec son calibre. Ces procédés ne s'appliquaient qu'à des artères intactes, dénudées par une dissection préalable, et n'avaient en vue que le traitement des anévrysmes ; ils n'avaient été mis à exécution que sur des animaux et ne présentaient qu'assez peu d'intérêt pratique. Aussi, malgré ces précédents, s'accorde-t-on à considérer

(1) Léveillé. Nouvelle doctrine chirurgicale, t. IV, p. 459.
(2) Thierry. Torsion des artères. Paris, 1829.

Amussat (1) comme l'inventeur de la torsion des artères. Cet auteur, frappé de ce fait que les plaies des artères par arrachement sont rarement suivies d'hémorrhagie, publia en juillet 1829 une série d'expériences sur les animaux. Il l'exécutait avec des pinces particulières qui sont aujourd'hui entrées dans la pratique. Dans le cas où l'artère était divisée, l'opérateur la saisissait à son extrémité avec une première pince et la tirait doucement à lui, tandis qu'à l'aide d'une seconde pince il la dégageait des tissus ambiants en l'isolant complétement dans une étendue de cinq à six lignes. Cela fait, la seconde pince prenait l'artère en travers au niveau des chairs, et la fixait solidement pendant que la première imprimait à la partie ainsi limitée du vaisseau un mouvement de torsion sur son axe. Lorsque l'artère était intacte, dans le cas d'anévrysme par exemple, Amussat la saisissait avec deux pinces sur deux points différents, et la coupait dans l'intervalle, puis il pratiquait la torsion de ses deux bouts. Il ne tarda pas à reconnaître tous les dangers d'une pareille pratique, et il l'abandonna pour recourir au moyen (2) proposé par Carron du Villars à la suite des expériences dont nous avons parlé, mais il joignit à l'écrasement des deux tuniques profondes leur refoulement (3) à travers la celluleuse demeurée intacte, afin d'oblitérer le vaisseau à l'aide d'une sorte de bouchon formé par leurs débris. En février 1830, Lieber rapporta quelques expériences semblables qu'il avait faites en Allemagne, et la même année Schrœder (de Dresde) publia une « *Dissertatio de torsione arteriarum* ». Quelques mois après, Velpeau fit paraître dans la *Gazette medicale*, vol. 1, n° 48,

(1) Amussat. Mém. de l'Acad. de méd. Paris, 1836, t. V.

(2) Mâchures (Maunoir et Carron du Villars).

(3) Refoulement (Amussat).

un travail intitulé : « Mémoire sur la cessation spontanée des hémorrhagies traumatiques, et les moyens qui, dans quelques cas, pourraient servir de succédanés à la ligature des artères ». Velpeau fut le premier chirurgien qui appliqua la torsion sur l'homme. Différents travaux ou commentaires parurent dans les quatre ou cinq années suivantes, parmi lesquels on peut mentionner ceux de Elster (Comment. de arteriarum torsione. Gött. 1832) ; Costello (Sur la torsion des artères. The Lancet, 8 mars 1834) ; Bamberger (Ueber die Torsion der Arterien in Horn's Archiv, 1835) ; Kohler (Hecker's Annalen, vol. XV, p. 1) et en 1845, la traduction de la seconde édition de Chelius, par South, publiée un an auparavant. Plus tard, des objections furent faites contre la torsion des artères par Dupuytren, Dieffenbach, Chelus et d'autres chirurgiens, et peu à peu cette méthode tomba en désuétude, lorsqu'en 1868 le professeur Syme fit revivre en Angleterre ce sujet, par une lettre publiée dans le numéro du 4 janvier de *The Lancet*. Bryant chirurgien de Guy's hospital, lut quelque temps après (4 juin) devant la Société royale de médecine et de chirurgie une note intéressante sur la torsion des artères, note qui était basée sur des expériences faites par lui-même, tant sur des chevaux et des chiens vivants que sur le cadavre. Depuis cette époque cette méthode a fait bien des progrès ; la science en est redevable aux recherches du professeur Humphry (de Cambridge), publiées en janvier 1869, à Cooper Forster, à Hill (1). Cooper Forster a décrit dans un travail intéressant les heureux résultats obtenus avec la torsion à Guy's hospital, et les avantages de ce procédé

(1) John D. Hill. De la torsion des artères comme moyen hémostatique (The Lancet, numéro du 5 nov. 1870, analyse dans les Archives générales de médecine, 1871, 6e série, t. XVIII, p. 349).

sur l'acupressure. Bryant a de nouveau fait paraître sur ce sujet un important mémoire dans le volume de 1874 des Guy's hospital Reports. Enfin, M. Tillaux (1), chirurgien de l'hôpital Beaujon, a pris en France la défense de la torsion dans une note lue à l'Académie de médecine le 10 octobre 1871. Tel est, en résumé, l'historique de la torsion.

Nous arrivons maintenant à un autre procédé hémostatique qui a eu beaucoup de retentissement à cause de la célébrité des auteurs qui l'ont proposé, mais qui n'est guère plus employé à l'époque actuelle que comme moyen adjuvant dans les opérations; nous voulons parler de l'acupressure.

Acupressure. — L'acupressure, dont Rizzoli et Simpson se disputent la priorité, n'est pas cependant un procédé tout à fait nouveau. Rizzoli le fait remonter à Jean-Louis Petit et à Heister; il rappelle que Lambert, Asmann, Cavara, Malagodi, Porter ont eu recours à des procédés qui s'en rapprochent, que Pacini l'a proposée en 1836 et Velpeau en 1839, sans se décider à la mettre en pratique; mais il établit en même temps que c'est lui Rizzoli qui l'a exécutée le premier dans un cas d'anévrysme traumatique de l'artère humérale.

L'opération avait eu lieu en 1851 et n'avait pas réussi. Rizzoli la fit connaître le 18 novembre 1858, dans un mémoire qui a paru dans le Bulletin des sciences médicales de Bologne au mois de juin 1859, c'est-à-dire trois mois avant la communication de Simpson à la société d'Edimbourg. Le procédé de Simpson différait, il est vrai, de celui du professeur de Bologne; il le proposait comme un nouveau moyen d'arrêter les hémorrhagies chirurgicales, tan-

(1) Tillaux. Bulletin de l'Acad., t. XXXVI, p. 804.

dis que Rizzoli ne l'avait employé que dans les anévrysmes. Enfin, c'est Simpson qui a donné à la méthode le nom d'acupressure sous lequel elle est connue aujourd'hui.

Le procédé tout entier consiste à passer une aiguille deux fois à travers la substance de la plaie, de manière à comprimer, au moyen de la partie moyenne de l'aiguille, le bout cardiaque de l'artère blessée dans l'étendue d'une ou de deux lignes. La seule partie de l'aiguille qui reste exposée à la surface saignante de la plaie, est cette petite portion moyenne qui passe par-dessus le tube artériel et le comprime. L'aiguille est retirée vers le deuxième ou troisième jour; et comme alors on suppose que l'artère est exactement oblitérée, en agissant ainsi, on ne laisse rien qui ressemble à un corps étranger dans les tissus composant les lambeaux ou les bords de la plaie. Pour produire exactement l'occlusion d'un tube artériel que l'on désire comprimer, il faut que l'aiguille passée au-dessus de ce tube le presse avec une force suffisante contre quelque corps résistant.

Ce corps résistant se trouve le plus souvent dans les parois cutanées ou autres tissus formant les bords de la plaie; quelquefois dans un os voisin, ou quelque autre corps dur contre lequel l'artère est très-solidement prise et comprimée par l'aiguille compressive.

Pour appliquer ce moyen hémostatique le chirurgien peut placer l'extrémité de l'indicateur de la main gauche sur l'orifice saignant de l'artère qu'il veut comprimer et clore; puis, tenant l'aiguille de la main droite, il l'introduit par la surface cutanée du lambeau, et la pousse jusqu'à ce qu'elle ait traversé toute l'épaisseur et dépasse de quelques lignes à la surface saignante de la plaie, un peu vers la droite et en avant de l'extrémité du doigt; alors, agissant avec la main droite sur la tête de l'aiguille, il incline et dirige la pointe de manière à lui faire faire un véritable pont en travers du tube artériel, immédiatement au-devant de l'extrémité du doigt qui comprime ; puis, pressant avec ce doigt sur l'orifice artériel, il pousse l'aiguille de façon à la faire entrer dans le lambeau, à gauche de l'artère, et continuant la pression sur l'aiguille il la fait ressortir à la surface cutanée du lambeau.

Le point où se trouve située l'artère est maintenu fixe, et comprimé par l'arc ou pont d'acier qui passe au-dessus de lui. De cette façon l'aiguille passe d'abord de la peau du lambeau vers la face interne de la plaie, et, après avoir formé un pont au-dessus de l'extrémité de l'artère, elle pénètre une seconde fois dans la plaie de la surface saignante à travers la peau. On peut accroître ou diminuer le degré de pression en faisant varier, dans un sens ou dans l'autre, l'angle que fait l'aiguille en pénétrant d'abord et en passant ensuite de dedans en dehors. Le mode d'application de l'aiguille est d'ailleurs plus facile à reproduire qu'à décrire. L'épingle, dit Simpson, est passée exactement comme lorsqu'il s'agit de fixer la tige d'une fleur dans un repli de l'habit. Les instruments employés pour l'acupressure sont des aiguilles fines, très-aiguës, ou des épingles de fer passif et non oxydable, dont une extrémité est garnie de cire et l'autre est tout à fait semblable aux aiguilles à bec-de-lièvre, mais plus longues si les circonstances l'exigent. Ces aiguilles peuvent être recouvertes d'une couche d'argent ou de zinc si l'on croit cette protection nécessaire.

Il nous reste à parler encore pour achever l'historique de l'hémostase chirurgicale de deux procédés qui ont eu, depuis un petit nombre d'années seulement, un succès bien plus éclatant que l'acupressure que nous venons de voir, et qui à l'heure qu'il est ont acquis droit de cité dans les hôpitaux de tous les pays : nous voulons faire allusion à la méthode d'Esmarch et à la forcipressure.

Méthode d'Esmarch.— Le procédé d'Esmarch (1) (de Kiel) a été appliqué pour la première fois tel qu'on l'emploie aujourd'hui, en 1873, par son auteur, chez un malade qui avait une nécrose presque totale des deux tibias, suite d'une ostéomyélite qui s'était manifestée chez lui vingt ans auparavant, à la suite d'un violent refroidissement. Ce mode de compression repose sur l'élasticité du caoutchouc, et consiste à entourer le membre depuis son extrémité jusqu'au delà du point qui doit être le théâtre de l'opération d'une bande élastique en caoutchouc tissé. Lorsque tous les liquides sont ainsi refoulés de la périphérie vers le centre on fait une ligature fortement serrée avec un tube en caoutchouc enroulé trois ou quatre fois autour du point où s'arrête la compression, et dont on réunit les deux bouts à l'aide d'un crochet et d'une chaîne de cuivre qui s'y trouvent adaptés ; puis on retire la bande élastique en commençant par sa partie inférieure. Le membre, dégagé de cette étreinte, apparaît pâle, exsangue, semblable à celui d'un cadavre (2).

L'idée d'appliquer la compression préventive à toute la partie située au-dessous du point où l'on doit agir n'est pas complétement neuve ; l'emploi du caoutchouc comme agent de constriction ne l'est pas davantage. En juillet 1852, un chirurgien anglais, Clover, ayant à pratiquer

(1) T. Esmarch. Ueber künstliche Blutleere bei Operationen in Sammlung klinischer Vortraege. Leipzig, 1873. Traduit in Gazette hebdom., p. 1 et 34.

(2) Pour la description du procédé et les détails de son application, voir Terrillon : Nouvelles méthodes d'hémostasie dans les opérations, Bulletin général de thérapeutique, 1874, t. XXII, p. 861.

une amputation de cuisse, fit élever le membre, l'entoura depuis les orteils jusqu'au périnée avec une bande étroite, en serrant fortement, et appliqua le tourniquet par-dessus ce bandage. Esmarch lui-même employait ce moyen d'expulsion du sang veineux dès 1855. En 1856, Chassaignac, ne pouvant se rendre maître d'une hémorrhagie artérielle survenue à la suite de l'amputation d'un premier métatarsien, se décida à établir une compression sur les deux artères tibiales à l'aide de deux bandes servant de pelotes et d'un tube en caoutchouc roulé autour du membre (1). En 1867, Ad. Richard employait à l'hôpital Beaujon la compression élastique faite à la racine du membre à l'aide d'une bande de caoutchouc. Grandesso Silvestri (de Vicence), en faveur duquel les auteurs italiens réclament la priorité (2), employait en 1871 la constriction élastique comme moyen de compression préventive. En 1872, M. Guyon, pour prévenir la perte du sang veineux, eut l'idée d'appliquer une ligature circulaire immédiatement au-dessous du point de section ; il réussit ainsi à éviter l'écoulement du sang pendant l'opération, mais la partie enlevée en renfermait une quantité considérable, et M. Guyon compléta son procédé en faisant élever le membre pendant l'administration du chloroforme et en appliquant la compression artérielle à la racine du membre avant de placer son lien circulaire. Ce moyen lui a réussi complétement dans quatre grandes amputations. En 1873, dans une désarticulation coxo-fémorale, M. Lannelongue a eu recours à un pro-

(1) Bulletin de la Société de chirurgie, t. VII, p. 145. — Voir aussi : E. Chassaignac, Traité clinique et pratique des opérations chirurgicales, Paris, 1861, t. I, p. 205.

(2) Voir, pour cette question de priorité, le compte-rendu de la séance de la Société de chirurgie du 17 décembre 1873. (Bulletin de la Société, 3e série, t. II, p. 602.)

cédé qui se rapproche de celui de Silvestri. Après avoir lié la fémorale dans le triangle de Scarpa, il comprima le membre avec une bande de toile depuis les orteils jusqu'à la cuisse (1).

Ces précédents ne diminuent en rien la valeur de la méthode d'Esmarch. Les éléments existaient, ils avaient été mis en œuvre isolément dans quelques cas particuliers, mais ils n'avaient été l'objet d'aucune généralisation. Personne d'ailleurs ne s'était servi de la bande de caoutchouc pour comprimer le membre, et c'est là le trait caractéristique de cette méthode. Esmarch a eu le mérite de réunir tous ces éléments épars et d'en faire un tout complet. Il fit connaître sa méthode au congrès des chirurgiens allemands réunis à Berlin le 18 avril 1873. Il l'a exposée dans tous ses détails dans une leçon clinique qui a eu un grand retentissement. Demarquay, qui pendant son séjour à Vienne avait eu l'occasion de voir deux fois Esmarch appliquer son mode de compression, en fit l'essai à son retour, et en obtint d'excellents résultats dont il fit part à la Société de chirurgie le 12 novembre 1873 (2). L'appareil d'Esmarch, construit par Galante d'après les indications de Demarquay, a été présenté à l'Académie de médecine le 31 mars 1874, et est figuré dans la *Gazette hebdomadaire*, 1874, p. 218. Billroth fut le premier à suivre l'exemple du chirurgien de Kiel, et il a fait connaître le résultat très-favorable de douze opérations faites dans les mêmes conditions. A. Menzel (de Trieste), Boekel (de Strasbourg), ont publié des faits analogues. A la même époque, Mac Cormac y eut recours en Angleterre avec succès dans de nombreuses opérations

(1) Ces deux communications ont été faites à la Société de chirurgie le 19 nov. 1873. (Bulletin de la Société, 3e série, t. II, p. 529.)

(2) Séance du 12 nov. 1873. (Bulletin de la Société de chirurgie, 3e série, t. II, p. 512.)

faites à Saint-Thomas' hospital. Humphry la mit en pratique à Aldenbrooke's hospital; Gibb à Newcastle pour une amputation de cuisse; Arnott pour une résection du genou, et à la fin de l'année 1873 la méthode d'Esmarch s'était répandue partout. Aujourd'hui il n'est guère d'hôpital de quelque importance où elle n'ait été mise en pratique. Telle est, en peu de mots, l'histoire de l'ischémie chirurgicale.

Enfin, nous avons à parler en dernier lieu d'un moyen hémostatique qui, bien qu'en principe il ne soit pas tout à fait nouveau, n'a reçu qu'en 1875 de M. le professeur Verneuil le nom sous lequel il est aujourd'hui généralement connu : il s'agit de la forcipressure.

Forcipressure.— « La forcipressure, dit M. Verneuil, au sens littéral du mot, est une opération hémostatique qu'on exécute avec un instrument, la pince, agissant sur les vaisseaux à la manière de la tenaille vivante formée par le pouce et l'index. » Il s'ensuit de cette définition que le mode d'action de la forcipressure assimile ce procédé aux procédés de la méthode compressive; il s'en écarte cependant à plusieurs égards par les avantages particuliers et les indications spéciales qu'il présente. Ce procédé, si simple et si naturel, avait déjà été proposé maintes fois et pratiqué, puis délaissé de nouveau, jusqu'à ce qu'il ait été remis en honneur dans le cours des quinze dernières années qui viennent de s'écouler par MM. Verneuil, Kœberlé et Péan.

Si nous voulons remonter dans l'histoire de la forcipressure, nous trouvons dès le siècle dernier des vestiges bien accusés de cette méthode, En effet, nous avons vu précédemment que vers la fin du XVIIIe siècle une légère réaction se produisit contre la ligature ; on s'aperçut qu'elle était difficilement applicable dans certains cas, que dans d'autres elle n'était pas sans danger. Desault (1), un des premiers, voulut ajouter à la ligature des procédés de compression immédiate, faciles à mettre en usage lorsqu'elle serait insuffisante. En 1787, il dut, dans un cas de nécessité absolue, recourir à l'un d'eux. A la suite d'une plaie de la fémorale, la ligature d'un seul bout, celle des deux bouts ne mirent point à l'abri d'hémorrhagies consécutives. Desault alors dénude l'artère, passe au-dessous d'elle une mince palette de bois, en place une seconde au-dessus, et, à l'aide de fils convenablement serrés, il aplatit le vaisseau entre elles; les hémorrhagies ne reparurent point. Desault ne fut pas sans réfléchir longtemps à l'avantage que présentait son procédé d'urgence. Il fit même construire pour en faciliter l'application divers instruments, que Percy appelle de petites machines en bois. Aucun d'eux n'a été adopté par les chirurgiens de son temps et Desault lui-même ne nous en a pas laissé la description.

Percy se servit au lieu de morceaux de bois de lames de plomb dans lesquelles il enroulait les vaisseaux. Ce procédé, expérimenté sur les chevaux, ne fut guère employé que deux fois chez l'homme; la première observation d'hémostase par la lame de plomb est due à Percy lui-même. Il réussit à arrêter de cette manière des hémorrhagies rebelles consécutives à une ulcération cancéreuse de la fémorale; la seconde observation est due à Paletta.

Ce chirurgien, ayant eu à la suite d'une castration des accidents graves dus à la ligature en masse du cordon, préféra dans une opération ultérieure l'entourer d'une lame de plomb qu'il serra à la manière de Percy.

(1) Pour de plus amples détails historiques, voir le Mémoire sur la forcipressure, par M. Verneuil. (Bulletins et mémoires de la Société de chirurgie de Paris, p. 17, 108, 273, 522, 646.)

Moins de vingt ans après les tentatives de Desault et de Percy apparurent pour la première fois les compresseurs artériels en forme de pince. Duret en décrit un dans sa thèse inaugurale. Cette pince anévrysmale, comme il l'appelle, a été construite surtout en vue de la compression des grosses artères. Elle exige pour être appliquée une dénudation complète du vaisseau, et elle doit rester en place pendant plusieurs jours. La pince de Duret ne fit guère parler d'elle. En revanche, le presse-artère dont Assalini donna la description l'année suivante eut une période de vogue indiscutable. La construction de cet instrument était plus parfaite que celle de la pince de Duret. Assalini voulut alors donner une plus grande publicité à sa découverte. Il fit, en 1814, un voyage en Angleterre et en Irlande, et montra son compresseur aux chirurgiens de ces deux pays. Travers l'expérimenta sur les animaux, Crampton l'adopta en principe, mais le modifia dans sa forme. Les autres chirurgiens réservèrent leur jugement ou s'en tinrent à la ligature. A partir de ce moment on n'a plus parlé du compresseur d'Assalini que pour le rejeter.

En 1831 Angelstein publia en Allemagne une thèse, où il nous apprend que son maître Carle Graefe aurait depuis peu inventé un procédé destiné à faire l'hémostase pendant les opérations ; qu'il a fait construire pour cela une pince à double bouton et à pression continue dont l'emploi est facile et extrêmement avantageux. En France, Vidal (de Cassis) fit connaître la serre-fine et ses usages ; tout d'abord il n'avait songé à l'appliquer que pour favoriser la réunion des plaies, mais bientôt il s'en servit comme d'un agent d'hémostase.

« Il est très-rare, écrivait-il en 1854, qu'un moyen unissant ne soit pas en même temps un moyen hémostatique. »

Et, pour nous démontrer l'assertion qu'il vient de formuler, il rapporte deux observations dans lesquelles la serre-fine a fait d'une manière efficace l'hémostase temporaire et même définitive.

Depuis lors, ce procédé n'a jamais été complétement abandonné. Marcellin-Duval s'est servi pour obtenir l'hémostase et la réunion des plaies des pinces à ressort élastique qui portent son nom. Sédillot fit passer dans la pratique ses serres-fortes, que M. Bockel emploie aujourd'hui encore ; il s'en servit en 1872 dans une ovariotomie. Kœberlé, Péan, M. Verneuil font usage de pinces spéciales. En Allemagne, Von Bruns nous apprend que depuis vingt ans il a fait, lui aussi, l'hémostase temporaire au moyen d'une pince.

Nous voici arrivé à la fin de cette première partie de notre travail, si nous sommes entré dans tant de détails relativement à l'histoire de l'hémostase chirurgicale, c'est que cette étude est féconde à tous égards et que nous n'aurions osé offrir au lecteur un aperçu plus raccourci et moins complet sans faillir à notre tâche.

DEUXIÈME PARTIE

CRITIQUE

Laissant de côté les styptiques, les absorbants et les cautères, nous allons nous borner à passer en revue les principales méthodes qui agissent mécaniquement sur les vaisseaux pour produire l'hémostase. Or, ces méthodes peuvent, malgré leur confusion apparente, se résumer à six principales, savoir : la compression, la ligature, la torsion, l'acupressure, l'ischémie chirurgicale ou méthode d'Esmarch, enfin la forcipressure. Mais pour que cette étude ne soit pas infructueuse, et afin de mieux concevoir la raison d'être et le mode d'action de ces diverses méthodes, il est indispensable que nous arrêtions un instant notre attention sur le mécanisme de l'arrêt spontané de l'hémorrhagie et l'occlusion définitive du vaisseau, lorsque la nature est livrée à elle-même et n'est pas secondée par les ressources de l'art.

Or, cette connaissance ne remonte pas à très-haut. J. L. Petit (1) appela le premier en 1731 l'attention sur les phé-

(1) J.-L. Petit. Mémoire sur la manière d'arrêter les hémorrhagies. (Mém. de l'Acad. roy. des sc. de Paris, 1731, p. 85.) — Mémoire, etc., contenant deux observations qui prouvent que le sang s'arrête par un caillot. (Id., 1732, p. 388.) — Mémoire sur les hémorrhagies. (Idem, 1735, p. 435, et dans son Traité des maladies chirurgicales.)

nomènes de l'arrêt spontané du sang dans les blessures d'artères.

Il était arrivé par une série d'observations à cette conclusion, que l'hémorrhagie s'arrête par la formation d'un caillot obturateur, composé de deux parties, d'un bouchon logé dans l'artère et ayant la forme d'un cône dont le sommet correspond à la première collatérale et dont la base se continue avec un couvercle, c'est-à-dire le sang coagulé dans la gaîne celluleuse (1). Cette doctrine de J. L. Petit rencontra des adversaires dans Kirkland (2) et Gooch (3). Tandis que le premier prétendait avoir observé que le bout artériel cardiaque s'affaissait spontanément jusqu'à la première collatérale, et que la simple compression digitale pratiquée sur ce bout hâtait l'apparition du phénomène, Gooch de son côté regardait la possibilité de la formation d'un caillot comme incompatible avec la température du corps et un état normal permanent des parois artérielles. D'autre part, Morand (4) reconnaissait à l'hémostase spontanée deux causes principales, la rétractilité et la contractilité des parois vasculaires, tenant la première aux fibres musculaires longitudinales que possède l'artère, la seconde aux fibres circulaires. Ces deux causes, qui sont une

(1) On sait que les artères, indépendamment de leur tunique externe, qui est celluleuse, sont logées au milieu du tissu cellulaire, dont elles aplatissent les mailles de manière à s'en former une gaîne, c'est de cette gaîne dont nous parlons.

(2) Essay on the method of suppressing hemorrhagies from divided arteries. London, 1763.

(3) Chirurgical Works, 1766, vol. I, p. 172.

(4) Morand. Observations sur les changements qui arrivent aux artères coupées, où l'on fait voir qu'ils contribuent essentiellement à la cessation de l'hémorrhagie. (Mém. de l'Académie roy. des sc. de Paris, 1756, p. 321.) — Sur un moyen d'arrêter le sang des artères sans le secours de la ligature. (Mém. de l'Acad. roy. de chirurgie, 1753, t. II, p. 220).

propriété du tissu artériel, auraient, d'après l'auteur, pour résultat unique le rétrécissement de la lumière du vaisseau. Pouteau et Bell (1) combattirent cette doctrine en prétendant que ces phénomènes étaient loin d'être prouvés. D'après Pouteau (2), l'hémostase serait due au gonflement du bout artériel ainsi que du tissu cellulaire ambiant, et d'après Bell, à la coagulation du sang épanché dans le tissu cellulaire. White (3) regardait le caillot comme un bouchon qui maintenait béante la lumière de l'artère, et constituait précisément un obstacle à l'occlusion artérielle ; imbu de cette fausse idée, il allait même jusqu'à conseiller de l'enlever à l'aide d'une éponge. Jones (4), le premier, en 1805, perfectionna la doctrine de l'arrêt spontané du sang par des expériences probantes qui ont été confirmées en grande partie par les recherches modernes dirigées dans le même sens, et peuvent par là être considérées comme servant de base à la plupart des procédés d'hémostase artificielle qui ont surgi dans la suite. Ce qui différencie la doctrine de Jones avant tout de celle de ses prédécesseurs, c'est qu'il a démontré en se fondant sur l'observation des phénomènes physiologiques, que l'hémostase spontanée ne devait pas être regardée comme la conséquence d'une cause unique, mais bien comme le résultat d'un acte complexe procédant du concours simultané de toutes les parties directement intéressées dans l'hémorrhagie, acte qui est le même pour les

(1) Traité des plaies, traduit par Estor. Paris, 1825.

(2) Pouteau. Sur les moyens que la nature emploie pour arrêter les hémorrhagies et pour aider l'effet des ligatures, etc. (Mélange de chirurgie, Lyon, 1760.)

(3) Cases in Surgery, p. 179.

(4) Traité sur le travail de la nature pour la suppression des hémorrhagies des artères coupées et piquées, et sur l'usage de la ligature, 1813. Trad. par Maunoir, in Mélanges de chirurgie étrangère, Genève, 1826, t. III.

artères coupées que pour les artères simplement ouvertes, en d'autres termes, celles où la section est complète et celles où elle incomplète, à quelques légères modifications près.

Supposons la section transversale complète d'une artère dans la continuité d'un membre, les deux surfaces de section s'écarteront et le sang rencontrera à sa sortie la gaîne celluleuse périartérielle mise à nu par le retrait du vaisseau. Mais celle-ci constitue une véritable barrière à la marche progressive de l'ondée sanguine et produit, par conséquent, le ralentissement du cours du sang ; c'est là le premier temps de l'arrêt spontané de l'hémorrhagie, ou acte préparatoire. De plus, non-seulement l'artère se rétracte, mais encore elle se contracte, son calibre diminue, nouvelle cause qui s'ajoute à la première pour produire le ralentissement du torrent circulatoire.

Cette contraction des artères est très-certaine ; aussi, en les électrisant, on est parvenu à diminuer de moitié leur calibre. Le contact de l'air peut produire à lui seul cette contraction en excitant les fibres circulaires ; en effet, à la suite des amputations, quel est le chirurgien qui n'a observé que, en l'absence de toute compression, certaines artères même volumineuses ne donnent point de sang ?

Mais cette gaîne celluleuse dont il est question plus haut n'offre pas la surface lisse, unie de la tunique épithéliale des artères, elle est plus ou moins rugueuse et partant favorable à la coagulation du sang ; c'est là le deuxième temps, ou acte de l'oblitération provisoire du vaisseau. Il est presque inutile d'ajouter que les parties molles du voisinage où le sang a pu s'infiltrer à sa sortie du vaisseau agissent d'une façon identique pour produire la thrombose. Enfin le caillot ainsi renfermé dans l'artère constitue un véritable corps étranger qui provoque autour de lui une légère inflammation, laquelle détermine une suffusion plastique qui emprisonne le caillot et le fixe à l'artère. Tandis que, d'après Manec (1), des vaisseaux s'étendraient des parois artérielles au caillot qui pourrait ainsi s'organiser, doctrine qui a été acceptée par Weber et Bunoff, d'après Notta (2), le caillot se condense sans se vasculariser. Quelle que soit l'opinion à laquelle on donne la préférence, le caillot se rétracte fortement et, après plusieurs années, on ne trouve plus qu'un cordon blanc, ferme et dur; c'est là le troisième temps, ou acte de l'oblitération définitive.

Armé des données physiologiques précédentes dont il nous a paru indispensable de rappeler le souvenir, notre tâche se trouvera dès à présent singulièrement allégée; aussi allons-nous reprendre les six principales méthodes d'hémostase dans l'ordre qui leur a été assigné plus haut.

I. — *Compression.*

La compression proprement dite (car, au sens rigoureux du mot, on pourrait ranger sous ce nom l'acupressure, la méthode d'Esmarch et la forcipressure, qui se rapprochent toutes trois de près ou de loin de la méthode compressive), la compression, disons-nous, est un des procédés d'hémostase qui méritent le plus de nous arrêter. La méthode compressive se divise en *médiate* ou *immédiate*, selon qu'elle agit sur les vaisseaux par l'intermédiaire des parties molles, ou directement sur eux.

(1) Manec. Traité théorique et pratique de la ligature des artères. Paris, 1832.

(2) Notta. Recherches sur la cicatrisation des artères à la suite de leur ligature, etc. Thèse de Paris, 1850.

La compression médiate est surtout employée pour suspendre la circulation dans le cours des opérations chirurgicales, pour empêcher l'arrivée du sang dans les tumeurs anévrysmales ou arrêter une hémorrhagie accidentelle. On la pratique avec les doigts ou des appareils spéciaux : bandages, garrot, tourniquet, compresseurs.

Nous allons nous occuper d'abord de la compression avec les doigts ou compression digitale, nous conformant en cela à l'ordre dans lequel nous venons de nommer les agents de la compression médiate. La compression digitale (1) dans la continuité est un procédé d'hémostase préventive dû à Vanzetti, qui l'a institué spécialement pour le traitement des anévrysmes, et qui consiste à interrompre le cours du sang dans un anévrysme jusqu'à coagulation du liquide qu'il contient, à l'aide d'une compression exercée par les doigts de plusieurs aides qui se remplacent lorsque la fatigue les force au repos. La compression par les doigts des aides n'est pas employée suivant un mode toujours uniforme. Elle peut être complète, incomplète, continue ou intermittente. Habituellement, on associe entre eux divers genres de procédés hémostatiques qui ont leurs avantages respectifs, suivant telle ou telle période du traitement. On n'applique plus seule la compression complète ou totale. On a reproché à la compression digitale de fatiguer trop la main qui comprime. Or, ce reproche tombe de lui-même depuis que l'on n'emploie plus que la compression intermittente. De plus, si l'on reste fidèle au précepte de Lisfranc (2), relatif au degré de pression que l'on

(1) A. Paré fait mention de la compression digitale en ces termes : « ..... Qu'un serviteur prenne le membre à deux mains, pressant fort de ses doigts sur l'endroit du chemin desdits vaisseaux, car, en ce faisant, il empêchera le flux de sang. » T. II, p. 226.

(2) Lisfranc. Des diverses méthodes pour l'oblitération des artères.

doit faire exercer à la main, cet inconvénient disparaîtra encore. « Il est positif, dit cet auteur, qu'une faible pression suffit pour suspendre le cours du sang dans une artère très-volumineuse; or, il est impossible que l'aide se fatigue. » Voici, d'ailleurs, en quels termes Lisfranc établit le degré de pression requis dans toute bonne compression digitale. « Si l'on comprime l'artère humérale, le pouce est appliqué sur le côté externe du membre, les trois doigts du milieu sur le trajet du vaisseau : l'on presse très-légèrement; on a senti d'avance les battements de l'artère radiale; on les sent de nouveau; on les trouve toujours les mêmes; on comprime un peu plus fort sur l'artère brachiale; on s'aperçoit que les battements de la radiale sont déjà moindres; la compression humérale devient un peu plus forte encore; les pulsations radiales sont presque nulles. Enfin, on ajoute un léger degré de force à la pression exercée sur la brachiale; la radiale ne bat plus. »

Les accidents qu'on observe quelquefois après la ligature indiquent les inconvénients qu'il pourrait y avoir à supprimer tout à coup, et pour un temps plus ou moins long, le cours du sang dans l'artère principale d'un membre. Ce mode s'allie très-bien, au contraire, avec l'intermittent. C'est la compression en deux temps de M. Broca (1), qui préfère intercepter incomplètement la circulation dans le premier temps et totalement dans le second. Ces deux manières de procéder sont bonnes, mais la première est peut-être plus facile et moins fatigante pour le patient. La compression n'exige, de la part des aides, ni

(Thèse de concours, 1834). — Précis de médecine opératoire, t. I, p. 45.

(1) Des anévrysmes et de leur traitement, par Paul Broca.

Consulter aussi : G. Fischer. Ueber die Digitalcompression, etc., bei Aneurysmen, in der Prager Vierteljahrschrift, 1869, p. CII-CIV.

beaucoup de dextérité ni des connaissances spéciales; il suffit qu'ils aient une intelligence ordinaire. D'autre part, ce procédé l'emporte sur beaucoup d'autres par la facilité de son exécution, sa douceur et la rapidité de ses effets. Les artères axillaire, brachiale, fémorale, poplitée, sont évidemment plus accessibles aux doigts qu'aux machines compressives. Tandis que la compression manuelle est, pour ainsi dire, inoffensive, la compression mécanique cause des douleurs qui la rendent habituellement intolérable. Quels que soient le volume et la forme que l'on donne à la pelote d'un tourniquet, elle comprimera toujours les nerfs satellites, en même temps que l'artère. Les doigts, au contraire, n'agissent que sur le vaisseau, et la pulpe qui garnit leurs extrémités est douée d'une souplesse que ne peut avoir le coussinet d'un compresseur. Quant au temps qu'exige la guérison, l'avantage est encore à la compression digitale. Il faut des mois pour guérir un anévrysme par l'emploi des instruments; quelques jours, quelques heures même, suffisent pour oblitérer le sac quand on se sert de la main. La différence qu'à ce dernier égard présentent les deux espèces de compression s'explique par les accidents qu'entraîne souvent avec elle la compression mécanique, et qui obligent le chirurgien à en interrompre à plusieurs reprises l'application, tandis que l'action de la main, très-supportable, peut n'être suspendue qu'autant qu'on le juge utile pour remplir une indication particulière.

Mais ces avantages ne sont-ils pas contrariés par quelques inconvénients ? La compression digitale, il est vrai, a depuis longtemps remplacé les moyens mécaniques, au moins dans la pratique des hôpitaux, mais elle suppose l'intervention d'aides suffisamment nombreux. Quelques soins qu'ils y apportent, l'artère glisse souvent sous leurs doigts dans les mouvements du malade, la veine est toujours comprimée en même temps que l'artère, et le sang noir, arrêté dans son cours, coule avec abondance sous l'instrument tranchant. Cette perte de sang a des inconvénients graves chez les sujets épuisés et dans les opérations de quelque durée; son écoulement incessant masque le théâtre de l'action et devient une difficulté de premier ordre dans l'exécution des manœuvres un peu délicates. A ces inconvénients connus de tous les opérateurs il faut en joindre un autre.

M. Verneuil a le premier appelé l'attention des chirurgiens sur la phlébite qui succède parfois à la compression des gros troncs artériels. En 1860, il fit à la Société de chirurgie une première communication (1) sur ce sujet. Il avait eu déjà l'occasion de constater trois fois cet accident et, en 1870, s'appuyant sur des observations plus récentes, il insista de nouveau sur les dangers de la compression au pli de l'aine. Les chances de déterminer une périphlébite, ou même une thrombose de la veine fémorale, lui paraissaient assez sérieuses pour qu'il proposât d'abandonner ce moyen hémostatique, et de pratiquer la ligature des artères à mesure qu'elles sont découvertes dans le courant de l'opération ou même avant de la commencer (2). Sept grandes amputations, pratiquées d'après ce principe, lui avaient démontré que la perte de sang est moindre que lorsqu'on a recours à la compression, et que la durée de l'opération n'est pas sensiblement plus grande. Depuis cette époque, M. Verneuil a recueilli de nouveaux faits qui l'ont affermi dans ses idées (3).

(1) Séance du 29 août 1860. (Bulletin de la Société de chirurgie, 2e série, t. I, p. 463.)

(2) Séances de la Société de chirurgie du 14 et du 28 décembre 1870. (Bulletin de la Société, 1870, 2e série, t. XI, p. 341 et 345.)

(3) Séance du 7 juin 1871. (Bulletin de la Société, t. XII, p. 100.)

Parmi les appareils spéciaux de compression médiate cités plus haut, nous avions nommé en premier lieu les bandages. La compression qui s'obtient avec des bandages bien faits, avec la ouate, par exemple, constitue une méthode douce, facilement applicable sur les régions pourvues d'un plan résistant sous-jacent aux vaisseaux divisés. La compression, exercée dans ces conditions, rend à titre d'agent hémostatique les plus grands services. Appliquée à la surface du crâne, du thorax, des membres, toutes régions qui permettent d'exercer une action énergique sur de grandes surfaces, elle constitue un auxiliaire puissant des autres procédés hémostatiques. Toutefois elle n'est guère applicable que pour les vaisseaux de petit calibre.

Le garrot et le tourniquet sont surtout utilisés par la chirurgie militaire, à qui ils rendent de bons services; celui-ci est préférable au garrot et son application, moins douloureuse en général, ne porte que sur deux points. En parlant de la compression digitale, nous avons cité plus haut ses inconvénients et son infériorité par rapport à celle-ci.

Enfin, parmi les instruments qui ont été imaginés pour faire de la compression médiate, il nous reste encore à citer les compresseurs dont les meilleurs sont ceux de Marcellin-Duval (1), auquel nous devons encore d'autres instruments destinés à l'hémostase, et en particulier des pinces spéciales pour la forcipressure. Construits en fil de fer ou en acier bruni, ces compresseurs sont très-légers et faciles à appliquer. La pression est exercée au moyen d'une pelote par la seule élasticité des ressorts, et peut être augmentée à volonté au moyen d'une vis. La pelote de pression a été ingé-

(1) Marcellin-Duval. Compresseur à pression élastique et graduée. (Bull. de l'Acad. de méd., 1856, t. XXI, p. 244.)

nieusement disposée de façon à pouvoir être changée de place, lorsque sa présence devient douloureuse, sans qu'il soit nécessaire de toucher au reste de l'appareil.

« Ainsi combiné, disent MM. Gaujot et Spillmann (1), l'appareil de Marcellin-Duval répond à toutes les indications possibles; il nous semble assez parfait pour faire oublier tous ceux qui l'ont précédé. » Voilà ce que nous avions à dire de la compression médiate.

Quant à la compression immédiate, elle se pratique avec les doigts, les éponges, de la charpie, de l'amadou, etc., appliqués directement sur la surface saignante, soit pendant le cours d'une opération, soit après qu'elle est terminée, quand le sang coule en nappe ou provient de vaisseaux situés trop profondément pour pouvoir être liés ou tordus. Mais cette compression n'a jamais été considérée, par la majorité des chirurgiens, que comme un moyen adjuvant de la ligature ou de la torsion : souvent douloureuse et difficile à appliquer, elle ne convient que contre les hémorrhagies capillaires. Pour l'appliquer à des vaisseaux plus importants et en particulier pour la cure des anévrysmes, on a proposé divers instruments désignés généralement sous le nom de presse-artères (presse-artère de Deschamps, de Dubois, pince anévrysmale de Duret, etc.), qui sont aujourd'hui parfaitement oubliés.

Ici devraient naturellement trouver leur place, la pince de Marcellin-Duval, les serres-fines de Vidal de Cassis et les serres-fortes, enfin la forcipressure; mais nous en avons fait une méthode spéciale distincte de la méthode compressive.

(1) Arsenal de la chirurgie contemporaine.

II. — *Ligature.*

Les livres classiques abondent en détails sur les différentes espèces de ligatures (médiate, immédiate, temporaire, d'attente, permanente), sur la manière de les pratiquer, sur la nature et la forme des fils à employer, etc. Nous ne nous y arrêterons pas; mais, en revanche, nous allons retracer très-brièvement le mécanisme de l'oblitération du vaisseau après une ligature.

Les tuniques artérielles ont des propriétés différentes; la tunique externe est souple, élastique, la tunique moyenne est dure et cassante. Quant au revêtement qui constitue la tunique interne, il suit toujours la moyenne. Sous l'influence de la constriction exercée par le fil à ligature, la tunique moyenne se rompt, tandis que la tunique externe se prête au resserrement; ses parois se rapprochent sous la pression du fil; elles viennent se mettre en contact, tandis qu'au-dessus et au-dessous sont repoussés les débris des tuniques moyenne et interne.

Les choses étant ainsi, le sang, rencontrant un obstacle au niveau de la ligature, stagnera dans cette partie de l'artère comprise entre la ligature et le point d'abouchement d'une collatérale importante. Or, privé de mouvement, le sang se coagule; il le fera d'autant plus volontiers que les débris des tuniques moyenne et interne forment dans l'intérieur du vaisseau, au-dessus de la ligature, une petite surface irrégulière sur laquelle la fibrine se dépose comme elle le ferait sur un corps étranger. Nous avons donc un caillot étendu de la ligature à la première collatérale importante. La base de ce caillot repose sur la ligature, son sommet répond à l'origine de la collatérale, à ce niveau il se termine en bec de flûte, en pointe effilée. Ce caillot se forme très-rapidement, en quelques heures; il est d'abord rouge foncé, très-dense; peu à peu il se décolore, se tasse et contracte des adhérences avec la tunique interne de l'artère.

Que devient le fil à ligature? Il tombe du dixième au vingtième jour, entraînant avec lui le segment de la tunique externe, qu'il étranglait et dont il a déterminé le sphacèle. A sa chute, de deux choses l'une, ou bien le caillot est assez long, assez adhérent pour s'opposer à la reproduction de l'hémorrhagie, ou bien la ligature ayant été appliquée sur un point trop voisin d'une collatérale importante, le caillot est trop court pour résister à l'impulsion du sang; il se détache au moment de la chute de la ligature et l'hémorrhagie se reproduit. D'où le précepte capital d'appliquer la ligature à un centimètre et demi au moins d'une collatérale importante. Si on ne le pouvait, il faudrait lier en même temps la collatérale, le caillot s'élèverait jusqu'à la collatérale suivante. Nous connaissons déjà la destinée ultérieure du caillot.

Après avoir été difficilement acceptée, la ligature a fini par triompher de tous ses adversaires et jouit actuellement de la faveur de presque tous les chirurgiens. Elle occupe aujourd'hui encore, aussi bien que dans les siècles passés, la première place dans la série des hémostatiques. Vidal de Cassis a même prétendu que rien ne pourrait jamais la remplacer; sans vouloir préjuger cette question, nous croyons pouvoir dire que la ligature trouvera toujours dans la forcipressure, à laquelle nous accordons volontiers la seconde place dans la liste des hémostatiques, un auxiliaire important, souvent même une heureuse rivale. La ligature (1), en effet, de l'aveu de tous les chirurgiens, par sa présence autour de l'artère coupée, forme une circonstance défavorable très-active qui met obstacle à la réunion entière et complète, par première intention, des deux bords de la plaie.

Elle produit cet effet de deux manières : 1° elle agit comme un corps étranger dans le fond de la plaie, et quand elle est composée d'un fil de soie ou d'une autre matière organique qui se gonfle rapidement par l'imbibition de liquides animaux promptement décomposés, chaque ligature produit une action analogue à celle d'un séton irritant ; 2° elle contrarie l'union immédiate ou l'adhésion primitive d'une autre façon, c'est-à-dire qu'elle développe dans les points liés et dans les extrémités des artères un degré d'inflammation qui dépasse celui de l'inflammation adhésive et produit un effet destructif sur la réunion. Chaque artère liée a ses deux tuniques internes mécaniquement divisées et déchirées au point où porte la ligature, et avant que le fil abandonne le tube artériel, il faut que les tuniques broyées et étranglées se détruisent en ce point par les progrès de l'ulcération, de la suppuration et de la mortification. Si deux, trois ou un plus grand nombre d'artères sont liées dans une plaie, il existe dans cette plaie deux, trois ou un plus grand nombre de points qui se détruisent simultanément par l'action de l'ulcération, de la suppuration et de la gangrène. En pareil cas, la complète guérison de la plaie par réunion immédiate, par adhésion primitive et simple inflammation primitive, est un résultat beaucoup meilleur que celui que l'on est en droit d'espérer.

Les chirurgiens ont fait différents efforts pour surmonter les deux obstacles que la ligature oppose à la réunion (2).

(1) Voir Simpson, in Medical Journal Edinburg, january 1860.
(2) Voir la partie historique de ce travail.

Ceux des temps anciens et du moyen âge avaient l'habitude de comprendre une portion des tissus environnants dans l'anse de la ligature. Or, voici ce qui arriva ; le procédé d'ulcération qui divise les parties embrassées par la ligature était ainsi rendu inutilement plus pénible et plus lent.

Plus tard, on prit pour règle de n'embrasser par la ligature que le tube artériel lui-même. Après que cette importante réforme eut été introduite, certains chirurgiens employèrent une ligature large et un peu aplatie; celle-ci, toutefois, ulcère et coupe l'artère très-lentement, et, dans la pratique, elle fut bientôt remplacée tout à fait par la ligature mince et déliée, mais ayant pourtant une force suffisante.

Dans le but de diminuer le volume du corps étranger abandonné dans la plaie, les praticiens ont adopté l'usage de couper un des bouts de la ligature, lorsque le nœud est fait; d'autres, avec le vain espoir que l'anse achevée d'une ligature de soie peut rester (bien que ce soit un corps étranger) enfouie dans le fond de la plaie, proposaient de couper les deux extrémités du fil : cette pratique n'a pas été plus heureuse. On a tenté d'accroître les chances de la réunion de la plaie par première intention, en changeant la composition matérielle de la ligature, et au lieu d'un fil de lin ou de chanvre, on a employé les ligatures de boyaux de chat, de peau de daim, des fibres des nerfs du daim, dans l'espérance que ces fils provoqueraient moins d'irritation, parce que leur structure se rapproche plus de celle des tissus animaux vivants. C'est dans le même espoir que les ligatures des fils métalliques ont été placées autour des artères saignantes, et quoique la matière dont elles sont composées soit importante pour éviter l'irritation, on trouva que le fil métallique, comme toute autre ligature placée autour de l'artère, ulcérait le tube qu'il étreint, et que pendant les progrès de l'ulcération, l'irritation et l'inflammation dépassaient le degré qui permet l'union de la plaie par première intention.

Souvent la ligature est impraticable, soit parce que le vaisseau à lier est situé à une profondeur qui rend impossible la manœuvre nécessaire pour l'exécuter méthodiquement, soit que l'orifice vasculaire est rétracté au milieu de tissus denses et lardacés, ou bien, au contraire, enflammés et suppurés. Dans d'autres cas, le vaisseau peut bien être saisi avec la pince, mais il ne résiste pas et se laisse couper par le fil ou par l'instrument, ses parois ayant subi la dégénérescence athéromateuse ou calcaire.

Si de la ligature des artères nous passons à celle des veines, nous voyons cette pratique suivie d'accidents tellement graves qu'elle est à juste titre combattue par la plupart des chirurgiens, et regardée même par quelques-uns, entre autres Chassaignac (1), comme une des plus dangereuses opérations de la chirurgie. En effet, il existe dans les annales de la chirurgie un certain nombre d'observations de plébite suppurée suivie d'accidents de pyohémie, à la suite de la ligature de la veine principale d'un membre destiné à être amputé.

Souvent ces accidents ne se sont déclarés que longtemps après l'amputation, parfois au moment où le malade allait se lever.

Malgré ces inconvénients de la ligature, il faut bien qu'elle ait une réelle valeur pour qu'actuellement encore elle soit entre les mains de tous les chirurgiens, de ceux-là même qui ont cherché dans la torsion, dans la compression, dans l'acupressure le moyen de s'en passer.

(1) Traité clin. et prat. des opérations chirurgicales. Paris, 1861, t. I.

C'est parce que l'on a renoncé à demander à la réunion immédiate plus qu'elle ne pouvait donner, qu'on a reconnu l'impossibilité d'éviter d'une manière absolue la suppuration dans des lésions aussi complexes que celles qu'entraîne une amputation. Il est vrai qu'en leur qualité de corps étranger les fils doivent irriter la plaie; mais vu la petitesse de ce corps étranger, l'irritation et la suppuration qui en résultent sont en réalité très-minimes. D'ailleurs, la présence des fils a plus d'avantages que d'inconvénients réels; amenés au dehors par l'angle le plus déclive de la plaie, ils font l'office d'une mèche et facilitent l'écoulement des liquides qui doivent inévitablement se former. La gangrène du segment artériel lié ne serait, d'après Billroth, rien moins que prouvée et n'intéresserait, en admettant qu'elle dût se produire, qu'une partie de tissu si minime, que celui-ci serait plutôt destiné à tomber en un détritus moléculaire et à se résorber qu'à se putréfier. Ce sont les lambeaux de tissus gangrénés, les caillots, les liquides en décomposition qui constituent plutôt le point de départ de la suppuration et le foyer des accidents pyohémiques, par la genèse d'organismes inférieurs. On n'est donc plus en droit de faire des objections sérieuses contre la ligature, moyen hémostatique si simple, si facile et si sûr.

III. — *Torsion.*

Abordons maintenant la troisième méthode d'hémostase, la torsion.

La torsion des artères divisées à la surface des plaies, et notamment à la suite des amputations, était le point capital et réellement pratique de la méthode d'Amussat; il ne s'était pas borné à faire, comme ses prédécesseurs, des expériences sur les animaux, il avait appliqué la torsion au lit du malade, après une castration et une amputation de cuisse, et il avait réussi dans les deux cas. Ce n'était donc plus une idée purement théorique, et la torsion, bien qu'assez vivement combattue au sein de l'Académie par Lisfranc et surtout par Larrey, fut assez favorablement accueillie. Fricke (de Hambourg) s'en montra le partisan enthousiaste, et en 1832, il adressa à l'Académie de médecine une note dans laquelle il disait y avoir eu recours plus de mille fois depuis trois ans à l'hôpital de Hambourg, sans avoir vu survenir une seule hémorrhagie, un seul accident, même alors qu'il avait appliqué la torsion à l'axillaire et à la crurale immédiatement au-dessous du ligament de Fallope.

Sa confiance en cette méthode était telle qu'il s'était quelque peu relâché des précautions minutieuses indiquées par Amussat, et qu'il se bornait à tordre le vaisseau avec une seule pince jusqu'à ce qu'il s'en détachât un petit morceau (1). En France, les résultats ne furent pas aussi favorables ; les difficultés de l'exécution, l'incertitude des résultats ne tardèrent pas à ébranler la confiance, et des hémorrhagies mortelles survenues dans les hôpitaux achevèrent de la discréditer. A aucune époque, dit Maisonneuve (2), les accidents hémorrhagiques ne furent aussi fréquents après les opérations dans les hôpitaux de Paris ; à aucune époque la mortalité chez les opérés ne fut aussi considérable.

Pour avoir une idée exacte et précise des avantages qu'on peut retirer de cette méthode, il est nécessaire que

(1) Académie royale de médecine, séance du 28 août 1832. (Archives générales de médecine, t. XXX, p. 121.)

(2) Clinique chirurgicale, t. I, p. 41.

nous familiarisions le lecteur avec les deux procédés de torsion admis par les auteurs, savoir la torsion libre de Thierry, et la torsion limitée d'Amussat, ainsi qu'avec les modifications subies par l'artère sous l'influence de cette opération.

Dans la torsion libre, Thierry recommande que l'artère ne soit ni fixée ni attirée au dehors ; on la saisit simplement avec une pince à mors larges, puis on la tord sans rompre l'extrémité ; d'ordinaire il suffit de dix tours pour les grosses artères, de six pour les moyennes, et de quatre pour les petites. Fricke dit qu'on peut attirer, mais sans violence, l'artère d'environ les deux tiers d'un pouce, de peur que la torsion ne s'étende à la partie adhérente du vaisseau. L'artère, ainsi tenue, serait détachée des tissus voisins avec une seconde pince ; la torsion serait continuée jusqu'à ce que l'extrémité du vaisseau soit rompue ; huit ou neuf tours seront nécessaires en général.

Dans la torsion limitée, Amussat conseille d'attirer l'artère de 5 à 6 lignes au moyen d'une pince à verrou. Alors, avec une seconde pince, on la sépare de tous les tissus voisins, puis, la fixant au niveau de sa partie adhérente avec cette seconde pince, on pratique la torsion avec la première.

Dans les amputations de la jambe immédiatement au-dessous du genou, ou dans les désarticulations, il est parfois difficile de saisir les vaisseaux, soit parce qu'ils se rétractent derrière les os, soit dans les gaînes aponévrotiques. Dans ces cas là, il est préférable d'employer la torsion libre. Quelles sont les modifications subies par l'artère sous l'influence de la torsion?

Dès les premiers mouvements de torsion imprimés au vaisseau, le chirurgien éprouve la sensation de la rupture des tuniques interne et moyenne, absolument comme dans la ligature. A mesure que la manœuvre continue, ces deux membranes se détachent de la tunique externe et tendent incessamment à gagner le centre du vaisseau, en subissant une véritable invagination, grâce à laquelle la tunique externe arrive partout en contact immédiat avec elle-même. Plus on tord l'artère, plus cette tunique s'enroule autour d'elle-même et autour de l'axe longitudinal du vaisseau. Mais sous l'influence de cette opération la tunique externe subit un raccourcissement, qui a pour premier effet de refouler de plus en plus les tuniques internes vers l'intérieur en même temps que de les arrondir et les mouler sur sa face interne, de telle façon que cette tunique se creuse en dôme par-dessus les débris des membranes internes, prend la forme d'un entonnoir, ou bien, si nous voulons nous servir de la comparaison d'Amussat, d'un capuchon, et se termine par une spirale d'autant plus fine, comparable à l'extrémité d'un tube de verre qu'on effile a la lampe, que l'on aura poussé la torsion, suivant le précepte d'Amussat, jusqu'à détacher la partie saisie. Le bout artériel a donc reçu une double paroi, l'une externe, l'autre interne formée par les membranes rompues refoulées vers le centre.

Le sang pénètre dans l'intervalle de ces deux parois ; les débris des tuniques internes lui opposent un obstacle défavorable à sa marche progressive. Mais cet obstacle ne tarderait pas à être surmonté et les membranes internes projetées hors de l'artère, si l'ondée sanguine ne venait se briser devant l'occlusion hermétique que forme la tunique externe tordue. En effet, les mouvements de torsion ont converti celle-ci en un nœud non déroulable et d'autant plus solide que la séparation des membranes internes, opérée avec violence, a provoqué sur la face profonde de la tunique externe une légère inflammation qui en a rendu l'agglutination très-facile. Aussi a-t-on pu soumettre des artères tordues à la pression d'un liquide injecté avec une grande force, sans avoir réussi à les voir s'ouvrir, ainsi que l'ont expérimenté Amussat et Delpech (1). La fibrine se dépose sur les aspérités que lui présentent les deux tuniques internes, dans le cul-de-sac de la tunique externe, et le caillot est formé.

Si le bout artériel tordu ne suppure pas (2), ni ne tombe en gangrène, il se confond avec le tissu ambiant et avec le caillot et se transforme jusqu'à la première collatérale en un cordon fibreux.

La torsion avait donné de si mauvais résultats en France entre les mains d'Amussat et de ceux qui avaient suivi son exemple, qu'elle y était tombée dans le discrédit le plus complet.

Il n'en fut pas de même en Angleterre où presque tous les chirurgiens se sont prononcés pour cette méthode, qui leur paraît présenter de grands avantages. John Hill pratiqua, de 1868 à 1870, trente cas de torsion sur lesquels il n'eut à déplorer qu'une seule mort consécutive à une phlébite. Bryant s'exprime ainsi au sujet de la torsion : « La confiance que j'ai dans la supériorité de ce procédé ne fait qu'augmenter à mesure que je le mets en pratique. Non-seulement, au point de vue physiologique, il seconde les efforts de la nature pour arrêter l'effusion du sang, mais il ne laisse pas dans la plaie de corps étrangers tels que le fil de la ligature et les produits organiques provenant de l'artère qui a été liée ; il ne met aucun obstacle à la réunion par première intention et ne donne presque jamais lieu à l'hémorrhagie secondaire. On peut appliquer cette méthode avec confiance sur les artères de gros calibre, telles que la brachiale et la

(1) Revue médicale, novembre 1831.

(2) O. Weber nie la gangrène. Schrader dit : « Membranæ quidem arteriæ tortæ... suppurantes, exulceratæ vel sphacelo correptæ nunquam ad hoc tempus usque observatæ sunt. »

fémorale, et elle a même été employée avec succès sur l'iliaque externe et la sous-clavière, de même que sur des vaisseaux athéromateux.

« Si la torsion est suivie de succès au moment de l'opération, on peut être sûr du résultat définitif. En résumé, je considère cette méthode comme tellement supérieure, que j'ai peine à croire que le chirurgien qui en aura fait une seule fois l'expérience puisse être assez *rétrograde* pour revenir à la ligature. »

L'enthousiasme de Bryant est partagé par beaucoup d'autres chirurgiens, entre autres par Gant, Mac-Cormac ; mais Barwel ne partage pas complétement cette manière de voir, il pense que la torsion des artères présente beaucoup plus de difficultés que la ligature, surtout pour celles d'un petit calibre qu'il est difficile de saisir et d'isoler ; il pense également que la torsion des artères athéromateuses ne serait pas sans danger.

Bien qu'on ait beaucoup simplifié de nos jours les procédés anciens de torsion, et, qu'au lieu de deux ou même de quatre pinces comme Amussat, on n'emploie plus aujourd'hui pour l'exécuter qu'une seule pince à laquelle on imprime 7 ou 8 tours de rotation sur son axe, la plupart des chirurgiens s'accordent à dire que cette opération est beaucoup plus longue et plus difficile à exécuter que la ligature.

D'ailleurs, dans un grand nombre de régions, la torsion est absolument inapplicable et même serait dangereuse à tous égards. Comment en effet tordre les artères de la langue, celles du fond de l'œil, du vagin, de l'utérus ?

La torsion a été accusée de déterminer des inflammations suppuratives le long des vaisseaux et d'exposer plus que la ligature aux hémorrhagies consécutives. En effet, Delpech et Textor, qui ont soumis à un examen minutieux un grand nombre d'artères tordues, les ont vues devenir le siége des inflammations les plus intenses. Graefe trouva fréquemment après la torsion des suppurations plus considérables qu'après la simple ligature, et, de son côté, Boyer fit avec la torsion des expériences si funestes, qu'il prétendait que la tunique externe n'était jamais épargnée par la suppuration. Son principal avantage serait même illusoire, si, comme le croient quelques auteurs, entre autres Sédillot et Legouest, l'extrémité tordue du vaisseau joue dans la plaie le rôle de corps étranger. Il est vrai que la torsion a cela de commun avec la ligature, mais tandis que dans la ligature le volume du corps étranger est à peu près toujours le même, il est manifeste que dans la torsion le volume du corps étranger varie avec le calibre du vaisseau ; d'où l'on pourrait conclure que la prédisposition qu'offrent les artères tordues à l'inflammation est en raison directe de leur calibre.

Malgré ces reproches, la torsion n'en est pas moins restée un procédé hémostatique des plus recommandables et dont nous sommes loin de contester la valeur. Appliquée comme moyen additionnel et concuremment avec d'autres procédés, réservée en général pour les petites artères (1) par la majeure partie des chirurgiens, elle est cependant préférée à la ligature, même pour les gros vaisseaux, ainsi qu'il a été dit précédemment, par quelques chirurgiens tels que Bryant, Hill, Gant en Angleterre, et en France par M. Tillaux.

IV. *Acupressure.*

Peu de temps après la communication du mémoire de Simpson à la Société d'Edimbourg, Crompton employa

(1) « La torsion, dit Kocher, reste provisoirement l'idéal des méthodes d'hémostase pour les petites artères. » Langenbeck's Archiv, t. XI.

l'acupressure avec succès à l'hôpital général de Birmingham, dans une amputation de cuisse. Au mois de janvier 1860, Foucher (1) publia dans la *Gazette hebdomadaire* le compte-rendu de ses propres expériences. Il n'avait pas encore eu l'occasion d'y recourir sur le vivant ; mais dans le courant de l'année il l'employa dans trois amputations et dans deux cas de plaies artérielles. Bien que ce moyen lui eût réussi, il continuait à lui préférer la ligature, et proposait de le réserver pour les cas ou les parois artérielles ossifiées ou friables se laissent trop facilement couper par le fil. Malgré l'opposition qu'elle rencontra en Angleterre ainsi qu'en France, l'acupressure fut mise à l'essai par un assez grand nombre de chirurgiens pour que cinq ans après Giraldès ait pu compter trente-quatre opérations dans lesquelles elle avait été employée avec avantage et sécurité. Simpson, qui, dans son premier mémoire, n'avait indiqué qu'un seul procédé, en a décrit trois dans le travail qu'il a fait paraître en 1864 (2). Dans le premier, l'aiguille, enfoncée à travers la peau passe sous l'artère et vient ressortir de l'autre côté ; dans le second, l'aiguille est introduite par la face profonde du lambeau, elle y reste ensevelie, on la retire au bout de quelques jours à l'aide d'un fil métallique passé dans son chas ; dans le troisième, elle est pressée contre le vaisseau par un second fil métallique, et représente exactement un point de suture entortillée. Billroth, qui a adopté l'acupressure, la pratique d'une façon un peu différente. Son procédé tient tout à la fois de la torsion, et de l'acupressure (3). L'amputation

(1) Foucher, chirurgien des hôpitaux. Note sur une nouvelle méthode pour arrêter les hémorrhagies chirurgicales. (Gaz. hebd., 1860, p. 20.)

(2) Pour la description de ces procédés, voir Giraldès, art. *Acupressure* du Dict. de méd. et chir. prat., t. I, p. 389.

(3) Ce procédé a reçu le nom d'*acutorsion*. Déjà proposé par Amussat,

terminée, il transperce chaque artère avec une longue épingle à grosse tête, la tourne deux ou trois fois sur elle-même en tordant ainsi le vaisseau suivant son axe, et la fixe en traversant les parties molles ou la peau.

L'acupressure a réussi dans la plupart des cas où on l'a mise en pratique ; ce résultat n'a rien de surprenant, elle n'est assurément pas de nature à compromettre la vie du blessé, mais là n'est pas la question. Il s'agit de savoir si ce moyen hémostatique est supérieur à la ligature à laquelle on s'est efforcé de la substituer. Or, cela n'est pas probable, bien que Simpson ait tenté de le démontrer dans un parallèle établi entre l'acupressure et la ligature et où il a exagéré, au delà de toute mesure, les inconvénients de la ligature après les amputations. Il compte trop sur l'innocuité du séjour des aiguilles dans les chairs et cherche à appuyer ses assertions sur un cas qui s'est passé chez un malade de Cloquet, où elles furent laissées pendant dix-huit jours dans les tempes, et sur d'autres cas encore où des aiguilles ont été avalées et ont séjourné pendant plus longtemps encore sans causer d'inflammation. Tout cela semble donc parfaitement déduit et théoriquement séduisant. Mais cette aiguille, ce fil, qu'on laisse dans la profondeur des parties, et qu'il faut retirer ensuite à travers des tissus en voie de cicatrisation, nous semblent compliquer bien autrement l'opération qu'un simple fil ciré qui tombe de lui-même quand il a fini son office, en dépit des chances que peut offrir le premier procédé pour la réunion immmédiate des plaies. En reconnaissant même l'innocuité parfaite des aiguilles dans les chairs, elles ont l'inconvénient de ne pouvoir être appliquées à toutes les opé-

il a été mis en pratique par Pirrie et Billroth ; le mouvement de torsion varie de 90 à 180 degrés.

rations, et d'exiger dans leur maniement une plus grande habileté. Du reste, en admettant que l'acupressure donne parfois des résultats aussi favorables, voire même meilleurs que la ligature, elle est infiniment plus compliquée, moins facile à exécuter et plus douloureuse. C'est probablement pour ces raisons que, malgré le nom illustre de son inventeur, ce procédé n'a pas reçu dans la pratique chirurgicale une application aussi étendue qu'on pouvait l'espérer au début (1).

Ogston a publié, dans le numéro du 16 avril 1869 de *The Lancet*, les résultats de ses expériences comparatives entreprises sur le vivant et sur le cadavre, dans le but de déterminer le degré de résistance qu'offrent les parois artérielles soumises à la compression, à la ligature, à la torsion et à l'acupressure. Il a trouvé que pour faire disparaître le pouls dans les artères à l'aide de la compression de leurs parois, il fallait selon leur calibre une pression de 1 à 4 kilogrammes, soit une colonne mercurielle de 4 à 16 pouces de hauteur. Ayant ensuite soumis sur le cadavre des artères liées et tordues à l'influence de la pression manométrique, il a établi que, tandis que l'occlusion de l'artère par la ligature surpasse la résistance de la paroi artérielle elle-même, laquelle cède à une pression barométrique moyenne de 114 pouces, la torsion n'atteindrait que 13 pouces de mercure. L'acupressure tiendrait le milieu et résisterait à une pression de 23 pouces de mercure.

Toutefois, bien que l'acupressure ne puisse être érigée en méthode générale d'hémostase, et, malgré les désavan-

(1) Nous ne parlerons pas de l'*uncipressure* du professeur Vanzetti, de Padoue ; elle n'est qu'un mode spécial d'acupressure, et consiste à tenir écartés les bords d'une plaie qui saigne avec deux crochets portés dans le fond de cette plaie et maintenus immobiles dans cette position jusqu'à la cessation complète de l'hémorrhagie.

tages que nous avons signalés, elle constitue parfois un moyen auxiliaire d'un grand prix et que le chirurgien ne doit pas négliger. Elle agit en exerçant sur les vaisseaux une compression suffisante, et, bien que les épingles qui servent à produire l'hémostase soient des corps étrangers qui traversent une épaisseur de tissus plus ou moins considérable, l'expérience démontre qu'en retirant ces corps étrangers au bout de douze à quarante-huit heures, ils n'ont pas habituellement déterminé d'inflammation sérieuse. Si, en effet, on les retire à cette époque, il est rare, lors même qu'il se forme un petit abcès sur leur trajet, qu'il nuise à la réunion des plaies. Or, bien qu'exerçant une action moins puissante que la forcipressure, l'hémostase est suffisante, pourvu que les vaisseaux ne soient pas de gros calibre, et on peut, sans danger, retirer les aiguilles après le laps de temps indiqué. Dans bon nombre d'opérations, telle que l'ablation des tumeurs, les épingles qui servent à faire la suture entortillée dans les plaies qui succédent à cette opération, peuvent servir en même temps à faire l'acupressure pour les vaisseaux superficiels. Employée dans ces conditions, l'acupressure est donc un moyen auquel le chirurgien peut recourir.

V. — *Ischémie chirurgicale ou méthode d'Esmarch.*

Occupons-nous à présent de la cinquième méthode que nous avons adoptée, savoir l'ischémie chirurgicale ou méthode d'Esmarch dont la dénomination nous indique suffisamment les avantages. Mais ces avantages ne sont-ils pas contrebalancés par quelques inconvénients ?

Lorsque l'ischémie chirurgicale s'est fait connaître, on a dû craindre que ce refoulement des liquides de la périphérie vers le centre ne fût pas sans danger; que le pus, les liquides sanieux, poussés de vive force dans le torrent circulatoire, ne provoquassent l'explosion de l'infection purulente ou de la septicémie; que quelque caillot, chassé d'une veine oblitérée, ne devînt la cause d'une embolie. Jusqu'ici, ces appréhensions ne se sont pas réalisées. Cependant il serait imprudent de ne pas les faire entrer en ligne de compte, et Esmarch a été le premier à recommander de renoncer à l'ischémie lorsqu'on opère sur des parties infiltrées de liquide ichoreux. « Lorsque vous amputez un membre infiltré de pus fétide, dit-il, il faut bien vous garder de faire évacuer ce liquide. Si vous enrouliez ce membre, vous risqueriez de pousser les matières purulentes en haut, dans le tissu cellulaire et les lymphatiques, ce qui amènerait de grands inconvénients. » M. Verneuil (1) a fait observer avec raison qu'il n'y faut point songer pour les désarticulations de l'épaule et de la hanche, pour les amputations du bras et de la cuisse au tiers supérieur. A la rigueur, ajoute l'auteur, le bandage élastique pourrait anémier le membre au-dessous de la section, mais non empêcher l'abord du sang jusqu'à la plaie opératoire. Dans ces cas, au contraire, en combinant l'élévation du membre, l'application d'une ligature inférieure, la compression ordinaire, ou mieux encore les ligatures artérielles préliminaires, on remplira les indications de l'ischémie opératoire. Toutefois Esmarch, en perfectionnant sa méthode, est parvenu à l'étendre à l'iliaque ex-

(1) Discussion sur les amputations d'après le procédé hémostatique d'Esmarck. (Bulletin de la Société de chirurgie, séance du 19 nov. 1873 par M. Verneuil, 3e série, t. II, p. 529.)

terne, à l'axillaire et même à l'aorte, et il a eu assez de bonheur pour pratiquer, sans perdre de sang, une désarticulation de l'épaule, une désarticulation de la hanche, et trois résections coxo-fémorales. M. Verneuil dit qu'il sera bon de s'en abstenir également dans les fractures compliquées d'inflammations vives ou d'ostéo-périostites aiguës, alors que les veines sont remplies de caillots mobiles en voie de suppuration ou imbibés de liquides septiques. De même, il serait encore peu facile de l'appliquer en cas de broiement des membres par les voitures pesamment chargées, les roues de wagons, les gros projectiles de guerre ; ici encore l'élévation du membre, quoique agissant d'une manière imparfaite, serait seule praticable.

Le professeur de Kiel avait d'abord recommandé sa méthode pour les opérations de longue durée, telles que les ablations de séquestres, les résections et les amputations. Depuis cette époque, il lui a donné beaucoup plus d'extension. Il s'en est servi pour l'amputation de la verge et l'ablation du testicule, pour l'extraction des corps étrangers de la main et du pied ; enfin il la signale comme une ressource précieuse dans les cas d'hémorrhagie artérielle.

La pâleur des tissus, l'absence de tout écoulement sanguin donnent, dans ce cas, les plus grandes facilités pour la recherche des deux bouts du vaisseau lésé. Mais pendant combien de temps la compression élastique peut-elle être exercée sur une partie du corps, sans porter préjudice à la nutrition de cette partie ? Cette question, qui devait naturellement se poser à l'esprit, a été résolue par Esmarch lui-même et par Gayet (1) (de Lyon), qui a fait des expériences sur des lapins, et ils arrivent aux mêmes conclu-

(1) A. Gayet, chirurgien en chef de l'Hotel-Dieu de Lyon. Quelques applications de l'ischémie chirurgicale. (Gaz. hebd., 1874, p. 231.)

sions, savoir qu'on peut l'appliquer pendant une heure sans aucun danger.

L'ischémie chirurgicale a fait aujourd'hui ses preuves. Esmarch y a eu recours 87 fois sur 329 opérations entreprises dans l'espace d'une année. Ces 87 cas se décomposent ainsi : 21 amputations et désarticulations (dont 6 amputations de la cuisse, 8 amputations de la jambe, 1 désarticulation du bras), 8 résections, 13 ablations de séquestres, 5 ablations de tumeurs. Les autres étaient des opérations plus petites, telles que : énucléations de fragments cariés, de tumeurs scrofuleuses et de loupes, incisions d'abcès étendus, etc. Sur ces 87 malades, il n'y a eu que 4 décès. La plupart des moignons ont guéri par première intention, et presque sans fièvre traumatique. Esmarch (1) n'hésite pas à attribuer ces résultats favorables à la suppression de la perte de sang et des frottements réitérés à l'aide des éponges, ainsi qu'à l'absence de toute compression brusque sur les gros troncs vasculaires. Que cette explication soit fondée ou non, les faits subsistent, et l'on peut considérer cette méthode comme une des plus glorieuses conquêtes dont se soit enrichie l'hémostase chirurgicale. Elle est surtout utile aux chirurgiens qui se trouvent dépourvus d'aides exercés, comme c'est le cas dans les campagnes, où les praticiens n'ont parfois pour les assister que leur serviteur, aux médecins des colonies et de la marine, qui, campés dans des lieux déserts, en sont réduits le plus souvent à leur infirmier.

« L'anesthésie, dit Rochard (2), nous avait affranchis de

(1) Communication au Congrès des chirurgiens de Berlin. (Gaz. hebdom., 1874, p. 363).

(2) Histoire de la chirurgie française au XIXe siècle, par le Dr Jules Rochard, médecin-principal de la marine, directeur de l'École navale de Brest. Paris, 1875.

la douleur, la compression élastique nous débarrasse du sang; à l'aide de ces deux moyens, le chirurgien opère avec la même sécurité, la même précision que sur un cadavre, et le malade, soustrait à ces deux causes d'épuisement, est dans les meilleures conditions pour affronter les conséquences du traumatisme. »

VI. — *Forcipressure.*

Il ne nous reste plus à parler à présent que du dernier procédé hémostatique de notre division, la forcipressure. Mais avant de tenter une appréciation de cette méthode d'hémostase, il est nécessaire que nous disions un mot des instruments mis en usage dans cette pratique. Leur nombre égale la diversité de leurs formes; mais, malgré leur multiplicité, on peut, avec M. Verneuil, les réduire à deux principaux : la pince à mors lisses, à action graduelle, pour l'aplatissement vrai et simple des artères, et la pince à anneaux, à mors dentés, qui aplatit brusquement le vaisseau, l'oblitère du premier coup et lèse plus ou moins les tuniques. Ces deux instruments produisent des effets notoirement différents, par conséquent chacun d'eux est capable de remplir des indications spéciales; sauf exception, le second sera préféré parce qu'il se trouve partout et s'applique plus aisément que le premier. Le nombre de pinces nécessaire pour une opération est évidemment très-variable suivant les cas. Mais on ne doit jamais avoir à sa disposition moins de dix à douze pinces, et dans certains cas il en faut plus de cent, de divers modèles et grandeurs. Ces pinces doivent être confiées à un aide spécialement chargé de les passer au chirurgien, ou, tout au moins, devront être placées à sa portée. Dans les opérations graves telles que la gastrotomie, plusieurs aides exercés devront eux-mêmes en appliquer sur les vaisseaux divisés qui se trouveront à leur portée, artères, veines ou capillaires. S'il s'agit de l'ablation d'une tumeur, il ne faut pas attendre, quelque petite qu'elle soit, que cette ablation soit achevée pour appliquer les pinces ; dès le début de l'opération, dès l'incision de la peau, aussitôt qu'un vaisseau donne du sang, un aide passe une pince à l'opérateur ou l'applique lui-même sur le vaisseau. Cette application est faite de telle façon que les anneaux des pinces puissent être facilement maintenus écartés du champ de l'opération et ne gênent en rien le chirurgien. Les pinces appliquées sur des petits vaisseaux seront retirées les premières, une fois l'opération terminée, ou même avant, suivant les besoins ; celles qui seront appliquées sur de gros vaisseaux seront laissées le plus longtemps possible et souvent après l'opération. Considérée au point de vue de la durée de son application, la forcipressure est passagère ou définitive. La première correspond à la forcipressure de nécessité adoptée par M. Verneuil, tandis que la seconde est l'analogue de la forcipressure employée comme succédané de la ligature ou aplatissement des artères, de l'éminent chirurgien. La première s'applique aux vaisseaux généralement de petit calibre, plus ou moins invisibles ou inaccessibles, par conséquent très-difficiles, sinon possibles à isoler et à lier, d'où la nécessité de saisir médiatement à la surface de la plaie même leur ouverture à l'aide de pinces ou d'instruments analogues laissés en place un temps suffisant. La seconde s'applique à des vaisseaux de calibre variable, mais souvent considérables, tels que la fémorale, faciles à apercevoir et à isoler, soit dans la plaie récente ou ancienne, soit à une certaine distance de celle-ci, c'est-à-dire dans leur continuité, par conséquent faciles à lier immédiatement, et cependant au lieu de les étreindre circulairement avec un fil, on les saisit entre les mors d'une pince ou de tout instrument agissant d'une façon analogue, et on les aplatit pour mettre en large contact leur paroi interne pendant un temps plus ou moins long, dans le but d'obtenir l'oblitération vasculaire.

La supériorité de la forcipressure (1) sur d'autres procédés hémostatiques journellement employés, tels que la compression digitale, le tamponnement, etc., n'est pas difficile à démontrer. Les pinces compriment mieux que les doigts des aides et gênent moins la manœuvre opératoire. Mais pour que ce procédé soit applicable, il faut que l'opération porte sur une région ou une tumeur assez faciles à circonscrire. Il en est ainsi des tumeurs pédiculées, quel que soit leur siége, et en particulier de toutes les productions polypeuses dont l'extirpation peut être rendue difficile ou dangereuse à cause de leur grande vascularité. Il suffit pour cela de placer à la base du pédicule une ou plusieurs pinces, et de pratiquer l'excision au-dessous de leurs mors. C'est ainsi qu'on agira pour pratiquer l'ablation des hémorrhoïdes, des polypes de l'utérus, du rectum.

Si, au contraire, on a affaire à de petites tumeurs sessiles dont la dissection demande à être faite minutieusement, et dont on redoute la vascularité, on les circonscrira entre les mors de plusieurs pinces beaucoup plus facilement qu'avec les doigts des aides. Ce procédé sera surtout avantageux pour l'extirpation d'un certain nombre de tumeurs érectiles et pour l'excision des végétations. Il rendra encore d'importants services dans l'ablation des cancroïdes des lèvres,

(1) De la forcipressure par M. Verneuil. (Bulletins et mémoires de la Société de chirurgie de Paris, p. 17, 108, 273, 522, 646.)

des tumeurs gingivales de nature fongueuse, érectile ou éphithéliale, des cancers de la langue, et dans les opérations du bec-de-lièvre, du phimosis, etc. Si, après l'opération, on craignait que l'enlèvement des pinces ne fût suivi d'hémorrhagie, on pourrait les laisser en place jusqu'à ce qu'elles eussent déterminé l'oblitération définitive des vaisseaux, ou saisir directement avec de nouvelles pinces les points qui continueraient à saigner.

Si nous comparons maintenant les avantages que possède à certains égards la forcipressure sur la ligature, nous trouvons que la première offre une grande facilité d'exécution que n'a pas la ligature. Bien qu'il soit trè-aisé de jeter sur le bout cardiaque d'une artère libre à la surface d'une plaie d'amputation le fil de ligature, il n'en est plus de même lorsque le vaisseau est situé profondément; dans ce cas, ce n'est qu'au prix de grandes difficultés qu'on parvient parfois à l'embrasser dans une anse. De plus, le temps nécessaire à la dénudation et à l'isolement de l'artère contraste avec la rapidité de l'application de la pince, et fait rejeter la ligature dans les opérations d'urgence, telle que la trachéotomie chez l'enfant, où la moindre perte de temps est une faute grave. D'autre part, il ne nous échappe point qu'il est certaines régions où la ligature rencontre des difficultés presque insurmontables, là où la forcipressure rend les plus prompts services; nous nous contenterons de citer les opérations qui se pratiquent dans la bouche, sur la langue, le cuir chevelu, celles de l'abdomen et du bassin et beaucoup d'autres encore. Enfin, l'absence de corps étrangers dans la plaie dès le deuxième ou le troisième jour dans la forcipressure, permet à la cicatrisation de marcher rapidement, sans parler de cette circonstance que durant son séjour dans la plaie, le métal, même en s'oxydant, ne donne naissance à aucun produit chimique délétère. Il n'en serait pas de même, s'il faut en croire Simpson, du fil de la ligature qui, en raison de sa composition organique, se putréfierait et deviendrait capable d'empoisonner la plaie. Toutefois, nous rappelons ici que Simpson a exagéré à l'excès les inconvénients de la ligature pour rehausser davantage son procédé de l'acupressure.

Ici se pose une question. Combien de temps peut-on sans nconvénient laisser les pinces en place, ou en d'autres termes, quand faut-il les retirer? MM. Koeberlé et Péan affirment que l'opération terminée, on peut enlever sur le champ la moitié des pinces, et supprimer le reste au plus tard 24 ou 36 heures après. D'où résulterait, en somme, la libération totale assez prompte du foyer traumatique. M. Verneuil, de son côté, se méfiant avec raison des hémorrhagies consécutives, pense qu'il est plus prudent de laisser les pinces en place au moins 12 ou 24 heures. Mais s'il peut y avoir du danger à enlever les pinces prématurément, il ne paraît pas, jusqu'à présent, y en avoir à les laisser trop longtemps, puisque le célèbre chirurgien a pu, sans inconvénient, les laisser se détacher et tomber d'elles-mêmes.

En résumé, la forcipressure, pratiquée sur les plus gros vaisseaux et dans les cas cliniques les plus variés et les plus graves, a donné d'assez brillants résultats entre les mains de MM. Verneuil, Koeberlé et Péan (1), pour qu'il soit permis de placer cette méthode parmi les meilleurs moyens d'hémostase. Nous ne pourrions mieux terminer cette question de la forcipressure, et clore en même temps notre thèse inaugurale, qu'en résumant ici les nombreux avantages de cette méthode tels que M. le professeur

(1) Du pincement des vaisseaux comme moyen d'hémostase, par le Dr Péan. Paris, 1877.

Verneuil les a retracés dans son excellent Mémoire lu à la Société de chirurgie en 1875 et que nous lui demandons la permission de reproduire.

1° Elle est d'une exécution facile et rapide ;

2° Elle dispense du concours d'aides nombreux ou exercés ;

3° Elle est peu douloureuse au moment de son exécution, et dans la suite elle gêne les patients infiniment moins qu'on ne le pourrait croire ;

4° Elle n'irrite pas le foyer traumatique et n'entrave guère le travail réparateur ;

5° Elle offre toute la sécurité de la ligature et, jusqu'à présent du moins, dans tous les cas cités (1), elle a fait preuve d'une efficacité remarquable ;

6° Enfin, elle n'exige aucun instrument spécial. Les pinces ordinaires à ligature et à pansement qui se trouvent dans toutes les trousses pourront remplacer sans peine, dans l'immense majorité des cas, l'outillage multiple et compliqué qu'on a cru devoir proposer et construire. »

(1) Il s'agit de 12 observations d'hémorrhagies que M. Verneuil a réprimées à l'aide d'une ou de plusieurs pinces laissées de deux à dix jours dans la plaie.

Paris. — A. PARENT, imp. de la Faculté de Médecine, r. M.-le-Prince, 29-31

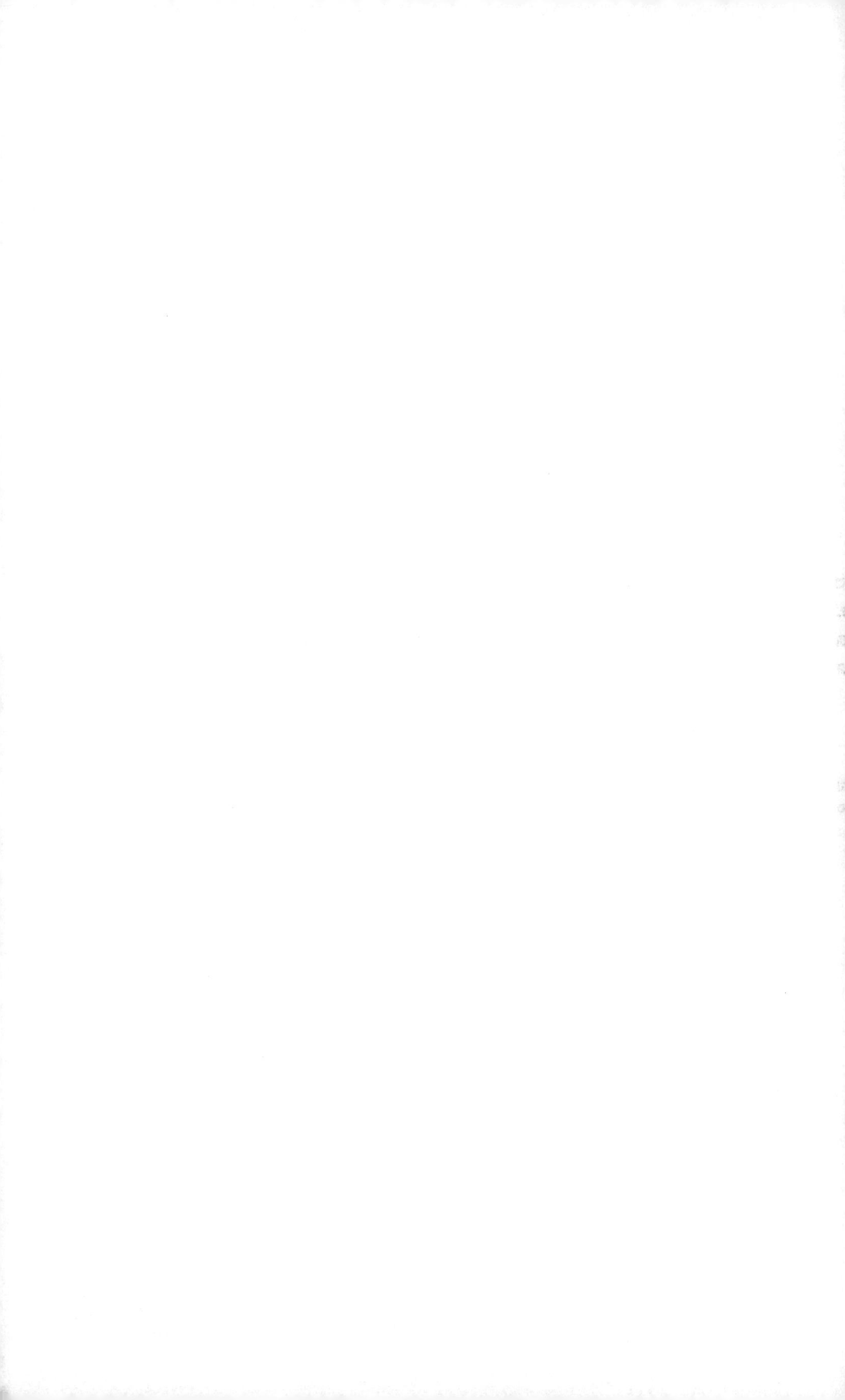

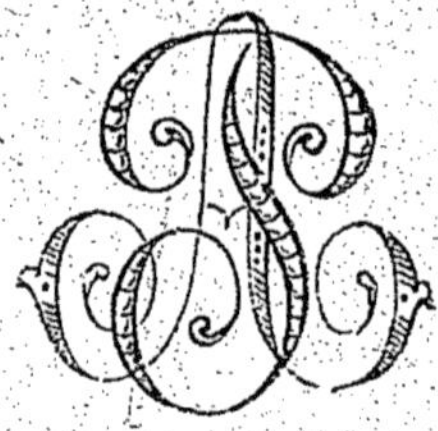

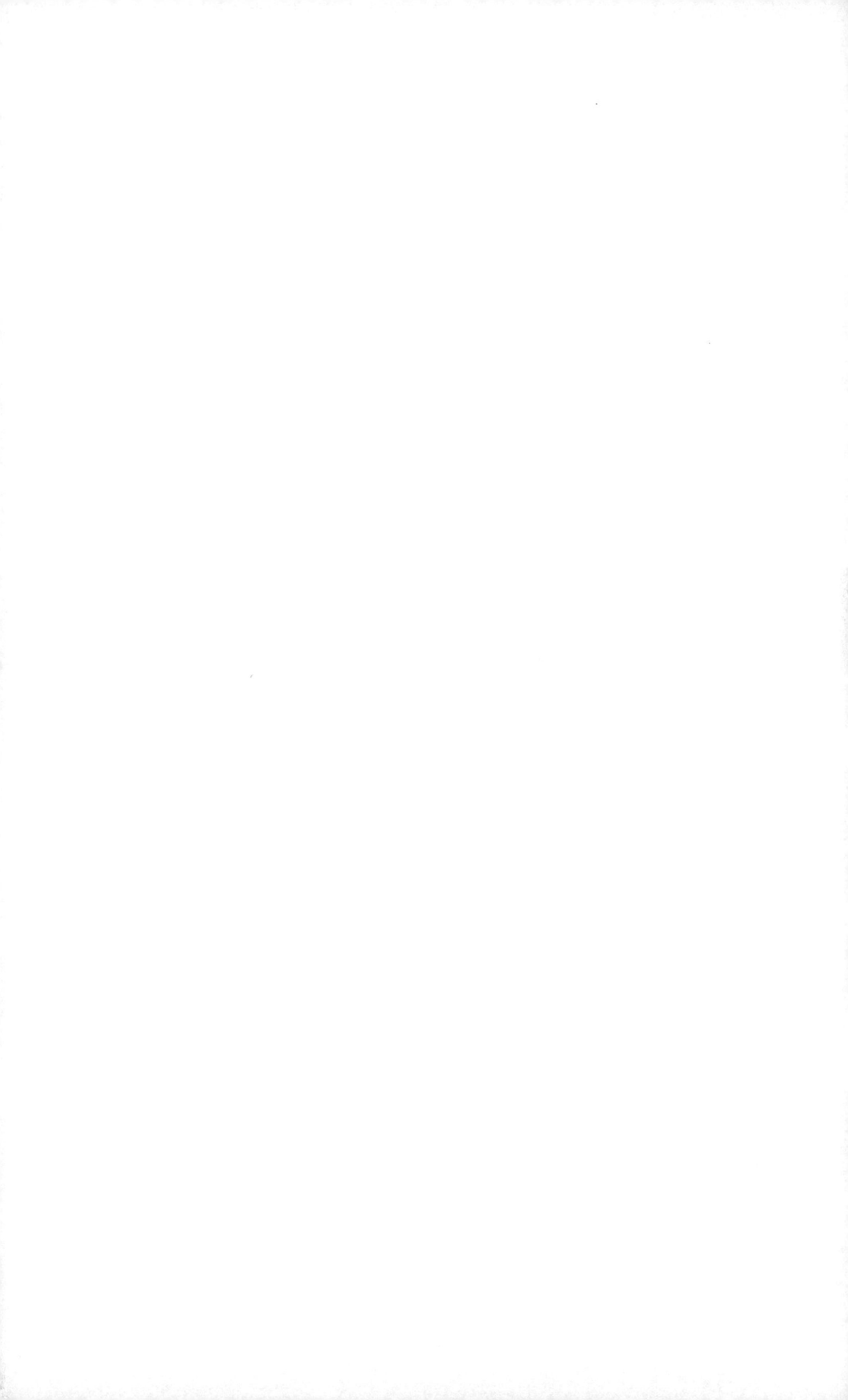

www.ingramcontent.com/pod-product-compliance
Ingram Content Group UK Ltd.
Pitfield, Milton Keynes, MK11 3LW, UK
UKHW020202200726
13856UKWH00003B/1144